ANATOMIA
DA MUSCULAÇÃO

ANATOMIA DA MUSCULAÇÃO

Guia ilustrado para o aumento de massa e definição do corpo

2ª edição

Nick Evans, MD

Título original em inglês: *Bodybuilding Anatomy, 2nd edition*
Copyright © 2015, 2017 by Nick Evans
Publicado mediante acordo com Human Kinetics, EUA.

Este livro contempla as regras do Acordo Ortográfico da Língua Portuguesa.

Editora-gestora: Sônia Midori Fujiyoshi
Editora de traduções: Denise Yumi Chinem
Produção editorial: Cláudia Lahr Tetzlaff

Tradução da 1ª edição e atualizações da 2ª edição: Fernando Gomes do Nascimento

Revisão científica da 1ª edição: Prof. Dr. Valdir J. Barbanti
Professor Titular da Escola de Educação Física e Esporte da Universidade de São Paulo
PhD em Educação Física pela University of Iowa – EUA

Revisão: Depto editorial da Editora Manole
Diagramação: Rafael Zemantauskas
Fotógrafo: Neil Bernstein
Ilustrações: Jennifer Gibas e Lachina Publishing Services, Inc.
Adaptação da capa para a edição brasileira: Depto de arte da Editora Manole

Dados Internacionais de Catalogação na Publicação (CIP)
(Câmara Brasileira do Livro, SP, Brasil)

Evans, Nick
  Anatomia da musculação : guia ilustrado para o
aumento de massa e definição do corpo / Nick Evans ;
[tradução Fernando Gomes do Nascimento]. -- 2. ed. --
Santana de Parnaíba, SP : Manole, 2017.

  Título original: Bodybuilding anatomy.
  ISBN: 978-85-204-5371-1

  1. Exercício 2. Modelagem física 3. Musculação
4. Músculos - Anatomia 5. Músculos - Força
I. Título.

17-04563   CDD-613.71

Índices para catálogo sistemático:
1. Musculação : Exercícios : Educação física 613.71

Todos os direitos reservados.
Nenhuma parte deste livro poderá ser reproduzida, por qualquer processo, sem a permissão expressa dos editores.
É proibida a reprodução por fotocópia.
A Editora Manole é filiada à ABDR – Associação Brasileira de Direitos Reprográficos.

2ª edição brasileira – 2017

Direitos em língua portuguesa adquiridos pela:
Editora Manole Ltda.
Alameda América, 876
Tamboré – Santana de Parnaíba – SP – Brasil
CEP: 06543-315
Fone: (11) 4196-6000
www.manole.com.br | https://atendimento.manole.com.br/

Impresso no Brasil
Printed in Brazil

SUMÁRIO

Prefácio   VII

Sobre o autor   IX

1 OMBROS   1

2 TÓRAX   45

3 COSTAS   79

4 MEMBROS SUPERIORES   113

5 MEMBROS INFERIORES   155

6 ABDOMINAIS   189

Índice de exercícios   225

PREFÁCIO

Uma academia moderna é como um parque de diversões para os praticantes de musculação, porque oferece uma infinidade de aparelhos para exercício e pesos livres para cada músculo do corpo. O desafio é navegar pelo labirinto de aparelhos e pesos, selecionar os exercícios realmente importantes e seguir sua trajetória dentro da academia até a "linha de chegada". A boa notícia: o vencedor sai com um corpo sob medida. A má notícia: não há instruções, dicas, mapas ou regras. E, sem orientação, é certo que você estará fadado a circular dentro da academia, preso a um padrão cheio de limitações, até que, em um momento de lucidez, você perceberá que falta uma peça no quebra-cabeça.

Anatomia da Musculação é exatamente o que faltava: um livro de instruções completo, que aborda todos os exercícios praticados na academia. Cada exercício está ilustrado com detalhes incríveis, em figuras bastante elucidativas, revelando a anatomia sob sua pele: os principais músculos trabalhados e aqueles que ajudam durante o exercício. Em conjunto com as ilustrações, o livro dá instruções passo a passo sobre como aperfeiçoar sua técnica. E mais: há uma lista de truques técnicos avançados para modificar os exercícios e, com isso, alcançar o efeito máximo. Você aprenderá a ajustar sua pegada e a posicionar os pés e o corpo. Descobrirá como manipular a trajetória do exercício e a amplitude do movimento, para que sejam enfatizadas as diferentes seções do músculo-alvo. Qualquer que seja a escolha que se apresente na academia – halteres ou barras, pesos livres ou aparelhos, pegada aberta ou fechada, planos inclinados ou declinados, posição sentada ou em pé – você terá toda a ajuda que precisar. Nada será deixado de lado.

Qualquer exercício deste livro poderá ser revisado em menos de cinco minutos. Durante a rápida consulta, você descobrirá e aprenderá tudo que precisa saber para tornar seus exercícios mais precisos.

O que você pretende alcançar com seus exercícios não é segredo: um corpo devidamente modelado. Mas para mudar sua aparência, é preciso modificar a sua anatomia. Você deve utilizar pesos de maneira adequada para esculpir seu corpo, e não apenas ganhar quilos de massa muscular de forma indiscriminada. O verdadeiro segredo é que, para mudar a anatomia, você precisa primeiro conhecê-la.

Esta é uma obra fundamental, repleta de discussões técnicas detalhadas e ilustrada com precisão anatômica. Sua organização sistemática por grupos musculares facilita a localização dos exercícios necessários para o desenvolvimento de qualquer músculo. Cada parte do corpo está subdividida de forma ainda mais minuciosa em zonas-alvo, permitindo que você selecione os exercícios específicos necessários para atingir pontos de difícil alcance em seu corpo.

O Capítulo 1 estuda os ombros – estruturas volumosas que compõem a base de um grande físico. Você descobrirá a anatomia e desenvolverá uma estratégia para esculpir seus deltoides. O simples acúmulo dos discos em um *shoulder press* não é suficiente. Quando você aprender a anatomia dos ombros, perceberá que cada uma das três partes do músculo deltoide demanda um exercício diferente. Esse capítulo inicial também revela os segredos para a obtenção de um manguito rotador forte e imune a lesões.

No Capítulo 2, você descobrirá como esculpir seu tórax. Analisará a anatomia e avaliará os exercícios necessários para arredondar seus peitorais. Trabalhará todos os ângulos, mudando sua pegada e manipulando os movimentos. Com esses exercícios tecnicamente precisos em sua série para o tórax, você irá adquirir uma força excepcional nessa região.

O Capítulo 3 apresenta exercícios para as costas, que são cobertas por três placas musculares. Se você treinar apenas o latíssimo do dorso, seus exercícios para as costas estarão incompletos. Para aumentar a espessura na parte superior das costas, é preciso também atentar para o trapézio. Para que seja criada uma base de força na região lombar, será preciso trabalhar os músculos eretores da espinha. E quando chegar ao latíssimo do dorso, nós lhe mostraremos como aperfeiçoar seu *pulldown* e renovar o exercício de remo, para que seja construído aquele desejado tronco em V.

O Capítulo 4, mostra como adquirir membros superiores fortes e resistentes. O tríceps constitui 2/3 da massa muscular de seu braço. Estão à disposição todas as técnicas geradoras de massa e crescimento, que aumentarão seu tríceps e farão seu bíceps crescer visivelmente. E também não serão esquecidos os 10 músculos (verdadeiras cordas) em seus antebraços – que ficam à vista sempre que você veste uma camiseta ou camisa de mangas curtas.

O Capítulo 5 trata exclusivamente dos membros inferiores. Qualquer que seja seu desejo – um quadríceps em gota, laterais da coxa expandidos, músculos posteriores da coxa mais volumosos, panturrilhas maiores ou nádegas mais durinhas – esse capítulo vai lhe ensinar como adaptar qualquer exercício para os membros inferiores, de modo a atender às suas próprias necessidades.

O Capítulo 6 enfoca o desenvolvimento de abdominais fantásticos. O livro mostra o segredo para desenvolver as três zonas da porção média do seu corpo: os abdominais superiores, os abdominais inferiores e os oblíquos. Cada zona muscular necessita de um grupo diferente de exercícios. Esse capítulo revelará a você todos os abdominais, levantamentos, torções e giros necessários para esculpir um abdome espetacular.

No início de cada capítulo, você fará uma visita guiada para cada grupo muscular. Descrições anatômicas e diagramas coloridos apresentam os músculos e suas inserções ao esqueleto ósseo. Ao longo do livro, as principais ilustrações estão codificadas por cores, para identificar os músculos primários e secundários que estão sendo trabalhados em cada exercício. Também será possível visualizar como os músculos são exibidos em várias das poses usadas em competições de fisiculturismo.

	Músculos primários		Músculos secundários		Tecido conjuntivo

Acredite: o conhecimento da anatomia é a chave para qualquer praticante de musculação realmente interessado. Proporção e simetria musculares são criadas por escolhas inteligentes dos exercícios, não por mero acaso. Não importa o seu grau de experiência com exercícios; este livro irá lhe ajudar a alcançar um corpo sob medida, com a habilidade de um mestre. Na próxima vez que você for à academia, terá um novo conjunto de regras a serem seguidas. E ao excluir o "achismo" e o acaso de seu programa, seus esforços na academia serão mais produtivos e eficientes – resultados máximos em um período mínimo de tempo.

Se você pratica musculação, este livro é indispensável. *Anatomia da Musculação* funciona como uma radiografia de cada exercício, proporcionando uma visão interna de seus músculos em ação. Essa referência fundamental para o fisiculturismo contém ilustrações anatômicas coloridas e detalhadas dos exercícios direcionados para todos os grupos musculares principais. De posse das dicas e modificações avançadas para isolamento de músculos específicos, você descobrirá como aprimorar sua técnica e fazer os ajustes finos de seu físico. Por tantas razões, esta obra é item essencial na mochila de todos os praticantes de musculação.

SOBRE O AUTOR

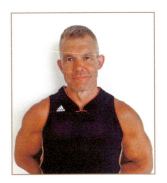

Nick Evans, BSc, MD, FRCS (Orth), é um cirurgião ortopédico especializado em lesões esportivas. Graduou-se em medicina na Universidade de Londres, Inglaterra, e fez seu treinamento em cirurgia ortopédica no Hospital Universitário do País de Gales. Dr. Evans também se especializou em cirurgia artroscópica no Southern California Center for Sports Medicine e na Universidade da Califórnia, em Los Angeles.

Dr. Evans é autoridade altamente respeitada no treinamento de força, nutrição e lesões de treinamento para musculação. É especialista em anatomia musculoesquelética e já colaborou com inúmeras publicações científicas. Além disso, é autor do livro *Men's Body Sculpting* e foi colunista assíduo das revistas *MuscleMag International* e *Oxygen Women's Fitness*. Também participou de vários DVDs instrucionais sobre musculação.

Nick Evans atende em sua clínica em North Yorkshire, Inglaterra, onde reside.

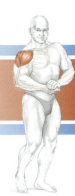

OMBROS

CAPÍTULO 1

O ombro é uma articulação do tipo esferoide (i. e., "bola e soquete") entre o úmero (o osso do braço) e o osso da escápula. No ombro ocorrem seis movimentos principais: flexão, extensão, abdução, adução, rotação medial e rotação lateral. Durante a flexão do ombro, o braço é levantado para a frente, na direção do rosto. Durante a extensão do ombro, o braço se movimenta para trás, isto é, atrás do plano do corpo. Durante a abdução, o braço se movimenta para cima e para fora, ou seja, para o lado do corpo. Durante a adução, o braço é movimentado na direção do lado do corpo. Abdução e adução horizontais ocorrem quando o braço se movimenta em um plano horizontal no nível do ombro, como durante crucifixos para o peito ou para o deltoide (parte espinal).

O músculo deltoide do ombro (Fig. 1.1) consiste em três partes distintas, ou feixes, cada qual capaz de movimentar o braço em direções diferentes. A partir de uma ampla inserção do tendão acima da articulação do ombro, os três feixes do deltoide se fundem em um único tendão, que se fixa ao úmero (o osso do braço). A parte clavicular do deltoide (na frente) se insere na clavícula e levanta o braço para a frente (flexão do ombro). A parte acromial do deltoide (ao lado) se insere ao acrômio, levantando o braço para fora e para o lado (abdução). A parte espinal do deltoide (atrás) se insere na escápula e movimenta o braço para trás (extensão do ombro).

ANATOMIA DA MUSCULAÇÃO

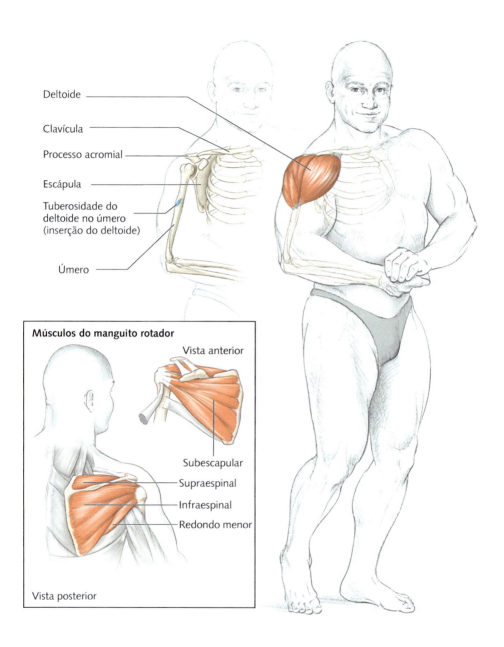

Figura 1.1 Exibição dos ombros.

O manguito rotador é um grupo de quatro músculos que formam uma camada protetora em torno da articulação do ombro. Apesar de ser um grupo quase não perceptível, o manguito rotador é essencial para a estabilidade e força do ombro. Todos os quatro músculos têm origem na escápula, ultrapassando a articulação do ombro e fixando-se no úmero. O supraespinal se localiza acima da articulação e levanta (faz abdução) o braço para cima e para fora – como quando se sinaliza para pegar um táxi. Os músculos infraespinal e redondo menor estão localizados atrás, cuja função é a de girar o braço para fora – semelhante ao ato de pedir carona na estrada. O subescapular está situado à frente, e promove a rotação medial do braço – por exemplo, ao se dobrar os braços no tórax.

DESENVOLVIMENTO DE OMBROS
(*SHOULDER PRESS*) COM BARRA

DELTOIDE, PARTE CLAVICULAR

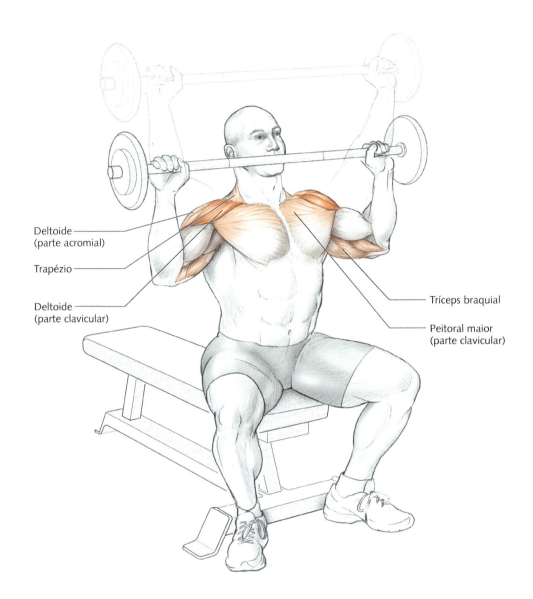

Execução

1. Sentado em um banco, faça a pegada na barra com afastamento das mãos igual à largura dos ombros; palmas das mãos voltadas para a frente.
2. Abaixe lentamente o peso (à frente), até que toque a parte superior do tórax.
3. Impulsione verticalmente para cima até que ocorra bloqueio dos cotovelos.

Músculos envolvidos

Primário: Deltoide (parte clavicular)
Secundários: Deltoide (parte acromial), tríceps braquial, trapézio e peitoral maior (parte clavicular)

Enfoque anatômico

Espaçamento das mãos: É preferível uma pegada na largura dos ombros, visando a parte clavicular do deltoide. Pegadas mais abertas na barra minimizam a contribuição do tríceps; mas à medida que a pegada fica mais aberta, aumenta o risco de lesão de ombro.

Amplitude de movimento: Uma repetição mais curta, em que o desenvolvimento de ombros termina um pouco antes do bloqueio, mantém a tensão no deltoide pela diminuição do envolvimento do tríceps durante o bloqueio.

Posicionamento: A realização do exercício na posição sentada com as costas eretas é uma versão mais completa do que na posição em pé, e impede que ocorra "trapaça" na elevação do peso para cima com o uso do momento* (impulso) gerado pelas pernas.

VARIAÇÃO

Desenvolvimento de ombros (*shoulder press*) por trás do pescoço

Essa versão promove mais rotação lateral do ombro. Mas o risco de lesão é maior, quando o peso é levantado por trás do pescoço.

---

* N.R.C.: Produto da massa pela velocidade de um corpo.

DESENVOLVIMENTO DE OMBROS
(SHOULDER PRESS) COM APARELHO

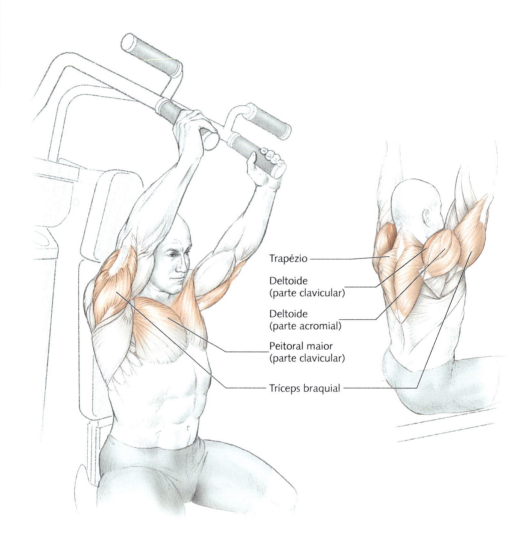

Execução

1. Sente-se no aparelho com as costas retas. Agarre os puxadores.
2. Dê impulsão diretamente para cima até a extensão completa dos cotovelos.
3. Baixe lentamente o peso até o nível dos ombros.

Músculos envolvidos

Primário: Deltoide (parte clavicular)
Secundários: Deltoide (parte acromial), tríceps braquial, trapézio, peitoral maior (parte clavicular)

Enfoque anatômico

Pegada: A pegada neutra (palmas das mãos voltadas para dentro) direciona melhor a parte clavicular do deltoide, em comparação com uma pegada pronada (palmas voltadas para a frente).

Amplitude de movimento: Repetição mais curta, com terminação do desenvolvimento imediatamente antes que o bloqueio mantenha a tensão no deltoide.

Posição do corpo: Dependendo do aparelho, sente-se com as costas retas e com a coluna vertebral apoiada em um encosto.

DESENVOLVIMENTO DE OMBROS (*SHOULDER PRESS*) COM HALTERES

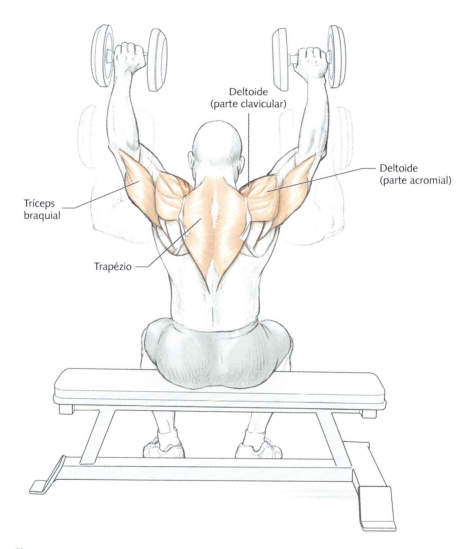

Execução

1. Sentado em um banco, comece com os halteres no nível do ombro, palmas das mãos voltadas para a frente.
2. Impulsione verticalmente para cima os halteres, até que ocorra bloqueio dos cotovelos.
3. Abaixe os halteres de volta, até tocarem os ombros.

Músculos envolvidos

Primário: Deltoide (parte clavicular)
Secundários: Deltoide (parte acromial), tríceps braquial, trapézio, peitoral (parte clavicular)

Enfoque anatômico

Pegada: A mudança da orientação dos halteres afeta a posição da mão (i. e., pegada). O desenvolvimento dos halteres para cima com as palmas das mãos voltadas para a frente (pegada pronada) trabalha tanto a parte clavicular como a parte acromial do deltoide. O desenvolvimento dos halteres com as palmas das mãos voltadas para dentro (pegada neutra) faz com que a parte clavicular do deltoide trabalhe de forma mais puxada, minimizando o envolvimento da parte acromial. Se os halteres forem segurados com as palmas das mãos voltadas para trás (pegada supinada), isso maximizará o esforço da parte clavicular.

Posicionamento: A realização do exercício na posição sentada com as costas eretas é uma versão mais completa do que na posição em pé, e impede que ocorra "trapaça" na elevação do peso para cima com o uso do momento.

VARIAÇÕES

Desenvolvimento de ombros com halteres, pegada variável

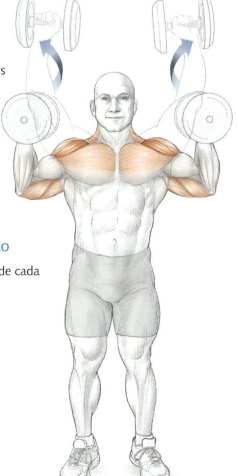

Essa versão utiliza três posições diferentes das mãos durante a repetição. Comece o exercício segurando os halteres com as palmas das mãos voltadas para trás (em supinação). Durante o desenvolvimento, gire os halteres de modo que as palmas das mãos fiquem voltadas para dentro (pegada neutra) na parte intermediária, terminando o desenvolvimento para cima com as palmas das mãos voltadas para a frente (pegada pronada) por ocasião do bloqueio dos cotovelos.

Desenvolvimento de ombros alternado com halteres, com um braço

Faça o exercício impulsionando um haltere de cada vez, alternando os braços direito e esquerdo.

LEVANTAMENTO FRONTAL COM HALTERES

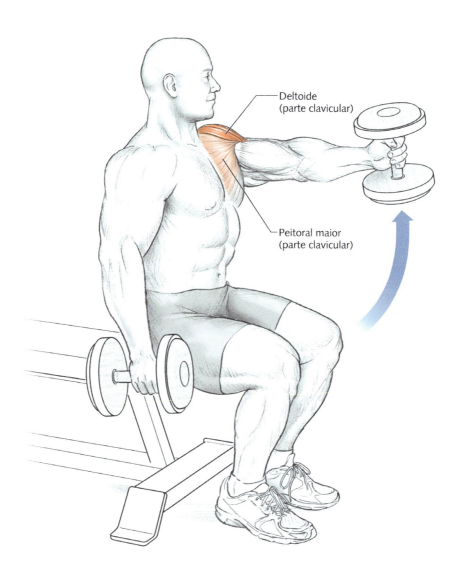

Execução

1. Sentado com as costas eretas na extremidade de um banco de exercício, segure um par de halteres aos lados do corpo com os braços estendidos; os polegares devem estar apontando para a frente.
2. Levante um haltere para a frente até o nível do ombro, mantendo o cotovelo rígido.
3. Abaixe o peso de volta para a posição inicial e repita com o outro haltere.

Músculos envolvidos

Primário: Deltoide (parte clavicular)
Secundários: Peitoral maior (parte clavicular), trapézio

Enfoque anatômico

Pegada: Uma pegada neutra (palma da mão voltada para dentro, polegar apontando para a frente) enfatiza a parte clavicular do deltoide. Uma pegada pronada (palma da mão voltada para baixo) permite a ajuda da parte acromial do deltoide.

VARIAÇÃO

Levantamento frontal de halteres com pegada variável

Comece com uma pegada neutra (polegar para a frente) e, em seguida, gire o haltere ao longo de 90° durante o levantamento, para que a pegada fique pronada (palma da mão voltada para baixo) na fase superior do exercício.

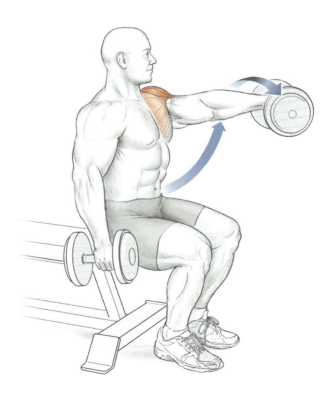

LEVANTAMENTO FRONTAL COM BARRA

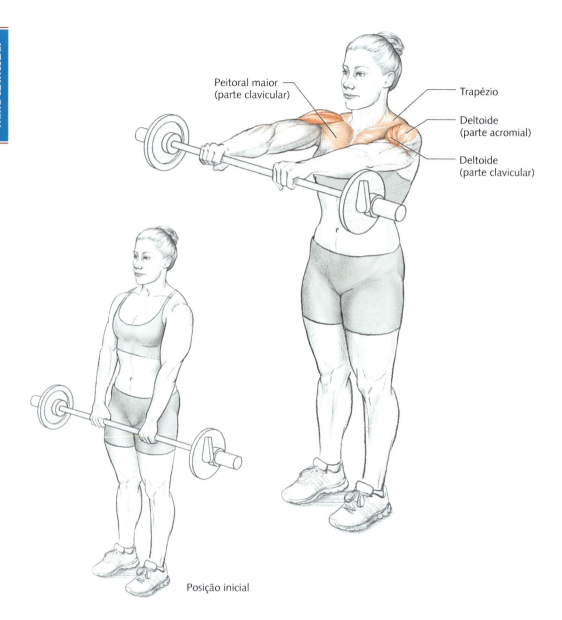

Posição inicial

Execução

1. Utilizando uma pegada com o dorso das mãos voltado para cima e na largura dos ombros, segure uma barra à frente das coxas com os braços estendidos.
2. Levante o haltere para a frente e para cima até o nível dos ombros, mantendo os cotovelos rígidos.
3. Abaixe o haltere de volta às coxas.

Músculos envolvidos

Primário: Deltoide (parte clavicular)
Secundários: Deltoide (parte acromial), trapézio, peitoral maior (parte clavicular)

Enfoque anatômico

Espaçamento das mãos: O espaçamento estreito entre as mãos enfatiza a parte clavicular do deltoide, ao passo que uma pegada mais aberta dependerá da assistência da parte acromial do deltoide.

VARIAÇÃO

Levantamento frontal com apenas um haltere

Agarre um haltere com as duas mãos, entrelaçando os dedos em torno da barra. A pegada neutra (polegares apontando para a frente) e o espaçamento estreito das mãos objetivam a parte clavicular do deltoide, minimizando o envolvimento da parte acromial do deltoide.

LEVANTAMENTO FRONTAL COM CABO

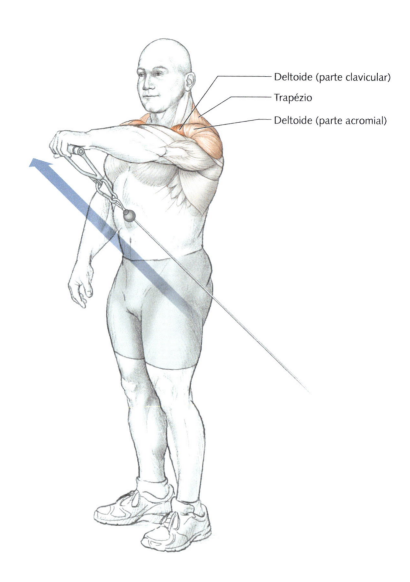

Execução

1. Com uma das mãos, agarre o pegador em D preso a uma polia baixa, utilizando uma pegada pronada (palma da mão voltada para baixo).
2. Voltado para longe da pilha de pesos, levante o cabo em um arco ascendente até o nível do ombro, mantendo o cotovelo rígido.
3. Abaixe o cabo de volta até o nível da cintura.

Músculos envolvidos

Primário: Deltoide (parte clavicular)
Secundários: Deltoide (parte acromial), trapézio, peitoral maior (parte clavicular)

Enfoque anatômico

Pegada: A pegada pronada com o dorso das mãos voltado para cima trabalha as partes clavicular e acromial do deltoide.

VARIAÇÕES

Cabo preso a uma barra curta

De costas para o aparelho e com o cabo passando por entre suas pernas, agarre a barra com as duas mãos; use uma pegada com o dorso das mãos voltado para cima e na largura dos ombros.

Fixação da corda

De costas para o aparelho e com o cabo passando por entre suas pernas, agarre as pontas da corda com as duas mãos; polegares apontando para cima.

LEVANTAMENTO LATERAL COM HALTERES

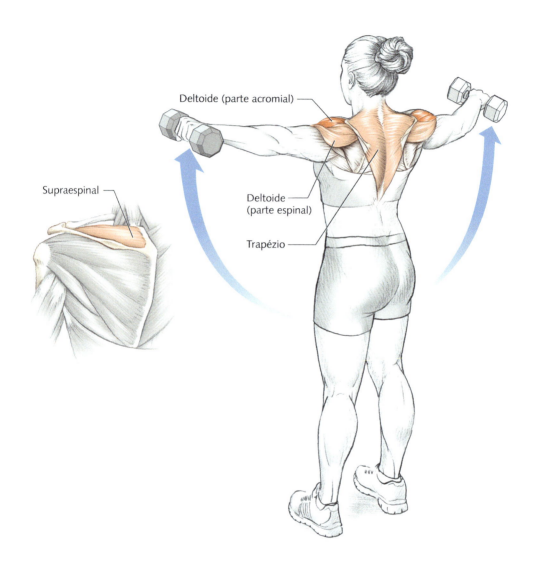

Execução

1. Na posição em pé ereta, segure os halteres com os braços estendidos.
2. Levante os braços para fora e para os lados do corpo, até que os halteres atinjam o nível dos ombros.
3. Abaixe os halteres de volta para os quadris.

Músculos envolvidos

Primário: Deltoide (parte acromial)
Secundários: Deltoide (parte clavicular), deltoide (parte espinal), trapézio, supraespinal

Enfoque anatômico

Amplitude de movimento: A parte acromial do deltoide executa a maior parte do trabalho quando os halteres são levantados até o nível do ombro. O trapézio assumirá o trabalho se os halteres forem levantados até um nível mais alto; portanto, o término da fase de levantamento no nível dos ombros mantém a tensão no deltoide.

Pegada: O esforço da parte acromial do deltoide fica maximizado quando os halteres são mantidos paralelamente ao chão. A inclinação dos halteres com os polegares voltados para cima promove rotação lateral do ombro, fazendo com que a parte clavicular do deltoide contribua para o movimento, enquanto a inclinação dos halteres com os polegares voltados para baixo promove rotação medial do ombro, permitindo a ajuda da parte espinal do deltoide.

Trajetória: O levantamento dos halteres diretamente para fora (ao lado do corpo) mobiliza a parte acromial do deltoide. O levantamento dos halteres a partir da posição à frente dos quadris com um arco direcionado para a frente faz com que a parte clavicular do deltoide participe, ajudando no movimento. Se o arco de movimento ocorrer atrás do plano do corpo, então a parte espinal do deltoide contribuirá para o levantamento.

Resistência: Por causa do efeito da gravidade nos halteres, a resistência é menor no início do movimento, aumentando gradualmente até se tornar máxima, quando os halteres tiverem sido levantados até o nível dos ombros.

VARIAÇÃO

Elevação lateral de um braço com haltere

Execute este exercício levantando um braço a cada vez, com estabilização do tronco e a mão livre no quadril.

ELEVAÇÃO LATERAL COM HALTERES, POSIÇÃO SENTADA

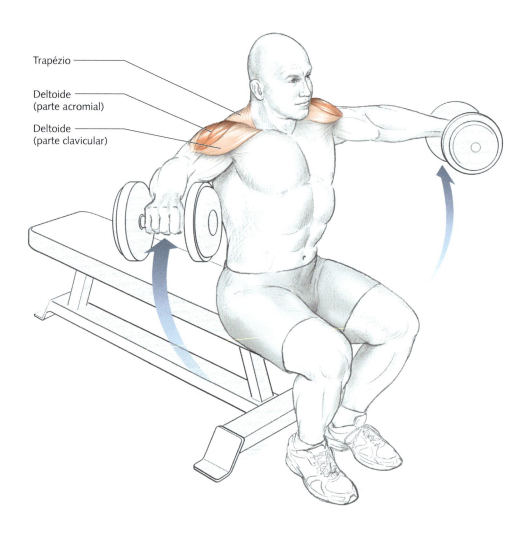

Execução

1. Sentado em um banco (dorso ereto), segure um haltere em cada mão com os braços estendidos.
2. Levante os braços para os lados fazendo um arco, até que os halteres cheguem ao nível dos ombros.
3. Abaixe os halteres até a posição inicial.

Músculos envolvidos

Primário: Deltoide (parte acromial)
Secundários: Deltoide (parte clavicular), deltoide (parte espinal), trapézio, supraespinal

Enfoque anatômico

Posição do corpo: Na posição sentada em um banco de exercício horizontal, a execução do levantamento lateral de halteres é mais limitante do que a execução do exercício em pé, por minimizar o uso do impulso (momento) para o levantamento dos halteres. Você pode usar um encosto vertical para apoiar o tronco e reduzir o estresse na região lombar.

Amplitude de movimento: A conclusão da fase de levantamento no nível dos ombros mantém a tensão sobre a parte acromial do deltoide. Se os halteres forem levantados até mais acima, o trapézio assumirá o trabalho.

Pegada: O trabalho da parte acromial do deltoide fica maximizado quando os halteres são mantidos paralelos ao chão. A inclinação dos halteres com os polegares apontando para cima promove rotação lateral do ombro e faz com que a parte clavicular do deltoide contribua para o movimento, enquanto que a inclinação dos halteres com os polegares para baixo promove rotação medial do ombro, permitindo que a parte espinal do deltoide ajude o movimento.

Resistência: Graças ao efeito da gravidade nos halteres, a resistência é menor no início do movimento, aumentando gradualmente até um máximo, quando os halteres são levantados no nível dos ombros.

LEVANTAMENTO LATERAL COM CABO

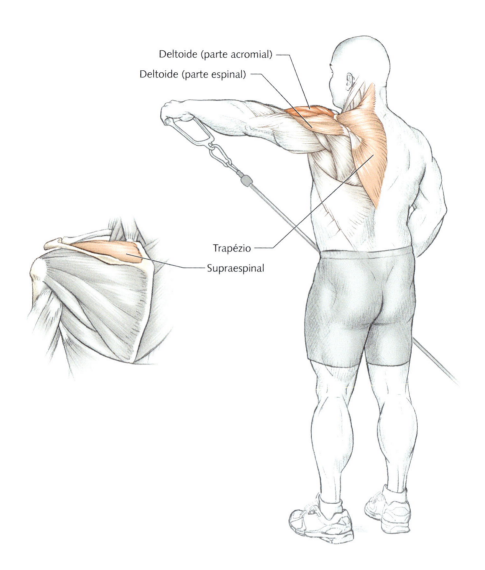

Execução

1. Com uma das mãos, agarre o pegador em D preso a uma polia baixa. Fique em pé, de lado para o aparelho de cabos.
2. Levante a mão para fora, fazendo um arco amplo, até o nível do ombro, mantendo o cotovelo rígido.
3. Abaixe o cabo de volta no nível da cintura.

Músculos envolvidos

Primário: Deltoide (parte acromial)
Secundários: Deltoide (parte clavicular), deltoide (parte espinal), trapézio, supraespinal

Enfoque anatômico

Amplitude de movimento: O término da fase de levantamento até a altura do ombro mantém a tensão na parte acromial do deltoide. Se o cabo for levantado até um ponto mais elevado, o trapézio assumirá o trabalho. O supraespinal ajuda a parte acromial do deltoide durante os primeiros 30° de movimento. Começando a repetição com a mão à frente da coxa oposta, a amplitude de movimento poderá aumentar com o prolongamento da fase inicial do movimento.

Trajetória: A parte acromial do deltoide é mais bem trabalhada quando a mão é levantada diretamente para fora e para o lado do corpo. A realização do levantamento em frente ao plano do corpo ativa a parte clavicular do deltoide, ao passo que o levantamento da mão vinda de trás ativa a parte espinal do deltoide.

Resistência: Ao contrário dos levantamentos laterais com haltere, em que a resistência varia durante o levantamento, o cabo da polia proporciona resistência uniforme durante todo o movimento.

LEVANTAMENTO LATERAL COM APARELHO

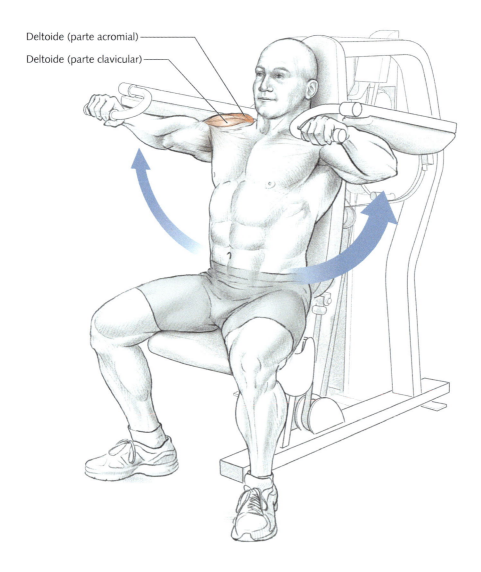

Execução

1. Sente-se no aparelho com os cotovelos contra as almofadas protetoras e agarre os pegadores.
2. Levante os cotovelos até o nível do ombro, braços paralelos ao chão.
3. Abaixe os cotovelos de volta nas laterais do corpo.

Músculos envolvidos

Primário: Deltoide (parte acromial)
Secundários: Deltoide (parte clavicular), deltoide (parte espinal), trapézio, supraespinal

Enfoque anatômico

Amplitude de movimento: Levantamentos em aparelho proporcionam resistência uniforme ao longo de todo o movimento. O supraespinal ajuda no início do exercício, e o trapézio ajuda se os cotovelos forem levantados acima do nível do ombro.

Pegada: Uma pegada pronada (palmas das mãos voltadas para baixo) faz rotação medial do ombro, com direcionamento para a parte acromial do deltoide. Uma pegada neutra (palmas das mãos voltadas para dentro) ou supinada (palmas das mãos voltadas para cima) promove rotação lateral do ombro e aumenta a contribuição da parte clavicular do deltoide. Mudanças na rotação do ombro se tornam mais fáceis se você agarrar as almofadas protetoras dos cotovelos, e não os pegadores do aparelho.

Trajetória: A alteração da trajetória do levantamento muda o enfoque relativo no deltoide. O levantamento dos cotovelos diretamente para os lados e para fora mobiliza a parte acromial do deltoide. A realização do levantamento com os cotovelos posicionados para a frente nas almofadas protetoras faz com que a parte clavicular do deltoide ajude no movimento.

VARIAÇÃO

Levantamento lateral de um dos braços em aparelho

Você pode fazer esse exercício utilizando um braço de cada vez, para melhorar o enfoque e o isolamento. Alguns aparelhos são projetados de tal modo que o usuário fica voltado para dentro, estabilizando o tronco contra uma almofada peitoral.

REMADA EM PÉ COM BARRA

DELTOIDE, PARTE ACROMIAL

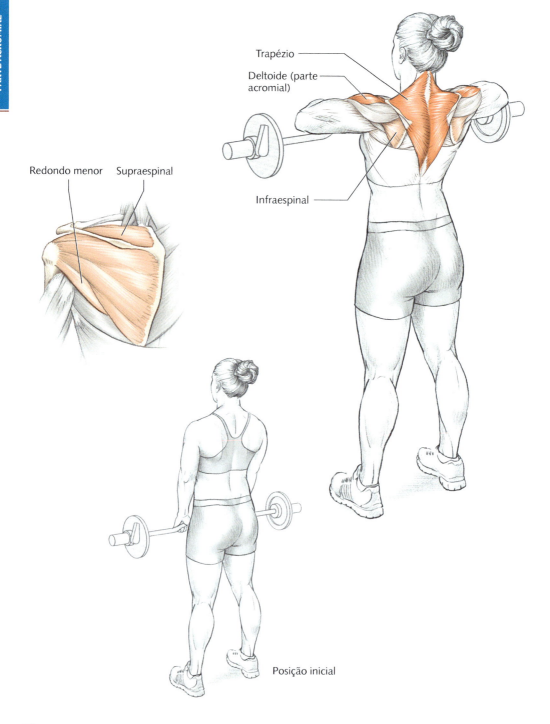

Trapézio
Deltoide (parte acromial)
Redondo menor
Supraespinal
Infraespinal
Posição inicial

Execução

1. Segure o haltere com os braços estendidos; use uma pegada com o dorso das mãos voltado para cima, braços afastados na largura dos ombros.
2. Tracione a barra do haltere verticalmente para cima, levantando os cotovelos até a altura do ombro.
3. Abaixe lentamente a barra até a posição de braços estendidos.

Músculos envolvidos

Primários: Deltoide (parte acromial), trapézio
Secundários: Deltoide (parte clavicular), supraespinal, infraespinal, redondo menor

Enfoque anatômico

Espaçamento das mãos: Uma pegada mais aberta na barra ajuda a objetivar o deltoide, ao passo que uma pegada mais fechada enfatiza o trapézio.

Trajetória: O levantamento do haltere perto do corpo enfatiza a parte acromial do deltoide, ao passo que o levantamento da barra ao longo de um arco para a frente e afastando-se do corpo irá depender da assistência da parte clavicular do deltoide.

Amplitude de movimento: Se os cotovelos forem levantados acima do nível do ombro, o trapézio assumirá o trabalho.

REMADA COM APARELHO DE CABOS, POSIÇÃO EM PÉ

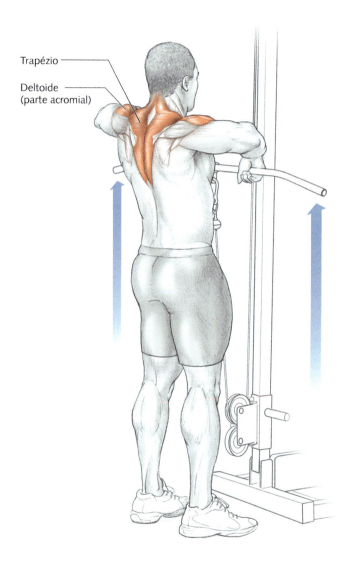

Trapézio
Deltoide (parte acromial)

Execução

1. Agarre uma barra reta presa à polia baixa do aparelho de cabos. Mantenha a barra com os braços estendidos; use uma pegada pronada com afastamento igual à largura dos ombros.
2. Levante verticalmente a barra, com elevação dos cotovelos até a altura dos ombros.
3. Abaixe lentamente a barra até a posição inicial, com os braços estendidos.

Músculos envolvidos

Primários: Deltoide (parte acromial), trapézio
Secundários: Deltoide (parte clavicular), supraespinal

Enfoque anatômico

Espaçamento das mãos: Uma pegada mais aberta na barra ajuda a trabalhar o deltoide, ao passo que uma pegada mais fechada enfatiza o trapézio.

Amplitude de movimento: Se os cotovelos forem elevados até acima do nível dos ombros, o trapézio assumirá o trabalho.

Posição do corpo: Com o tronco ereto, o esforço se concentra na parte acromial do deltoide. Se o tronco estiver inclinado para a frente, a parte espinal do deltoide ajudará no movimento.

VARIAÇÃO

Remada vertical em aparelho

O uso de um aparelho Smith propicia um plano único de movimento vertical, que pode ajudar no enfoque de seu esforço. (Ver a seção "Parte superior", no Cap. 3.)

LEVANTAMENTO DE HALTERES, INCLINAÇÃO PARA A FRENTE

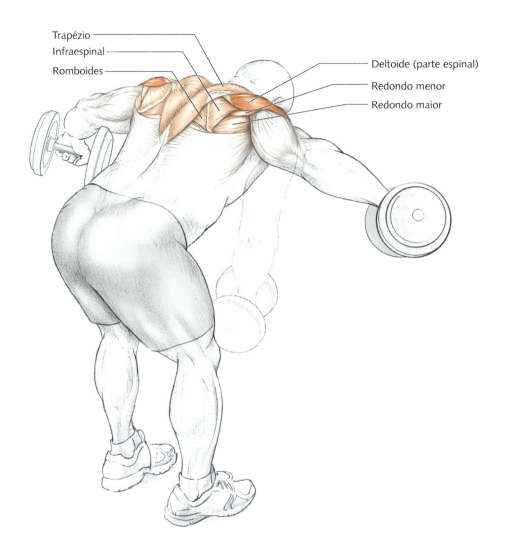

Execução

1. Segurando dois halteres com os braços estendidos, incline o corpo para a frente na altura da cintura, mantendo as costas retas e a cabeça levantada.
2. Com as palmas das mãos voltadas para dentro, levante os halteres para cima até o nível das orelhas, mantendo os cotovelos ligeiramente dobrados.
3. Abaixe os halteres de volta à posição inicial.

Músculos envolvidos

Primário: Deltoide (parte espinal)
Secundários: Deltoide (parte acromial), trapézio, romboides, infraespinal, redondo menor, redondo maior

Enfoque anatômico

Pegada: O modo de segurar os halteres influencia o grau de rotação na articulação do ombro. Se você pegar os halteres de forma neutra (com os polegares apontando para a frente), permitirá que a parte acromial do deltoide atue no exercício. Usando uma pegada pronada nos halteres (com os polegares apontando para dentro), será enfatizada a parte espinal do deltoide, porque o ombro fica em rotação medial e ocorre redução na ação da parte acromial do deltoide.

Resistência: Em razão do efeito da gravidade sobre os halteres, a resistência será menor no início do movimento, aumentando gradualmente até um máximo, quando os halteres estiverem levantados.

Trajetória: A alteração da trajetória do levantamento muda o enfoque relativo no deltoide. Com o tronco reto e paralelo ao chão, a ênfase recai na parte espinal do deltoide. Se o tronco estiver inclinado e o tórax em uma posição vertical, a parte acromial do deltoide contribuirá para o movimento.

VARIAÇÃO

Levantamento de halteres com a cabeça apoiada

Fique em pé, atrás e em linha com um banco de exercício inclinado. Dobre a cintura para a frente até que a cabeça toque a parte superior do encosto, que deve estar situado em uma altura que permita ao tronco ficar praticamente paralelo ao chão. O apoio da cabeça limita o movimento na coluna vertebral e impede o uso do impulso para lançar os halteres para cima.

LEVANTAMENTO DE HALTERES COM INCLINAÇÃO PARA A FRENTE, POSIÇÃO SENTADA

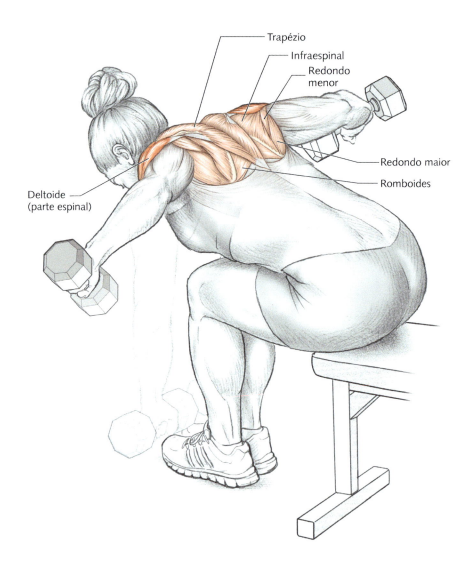

Execução

1. Segurando um haltere em cada mão com os braços estendidos, sente-se na ponta do banco. Incline a cintura para a frente e descanse o tórax nas coxas.
2. Com as palmas voltadas para trás (polegares apontando para a frente), levante os halteres até o nível das orelhas, mantendo os cotovelos ligeiramente dobrados.
3. Abaixe os halteres até a posição inicial.

Músculos envolvidos

Primário: Deltoide (parte espinal)
Secundários: Deltoide (parte acromial), trapézio, romboides, infraespinal, redondo menor, redondo maior

Enfoque anatômico

Pegada: A forma de pegada dos halteres influencia o grau de rotação na articulação do ombro. Uma pegada pronada dos halteres (polegares apontando para dentro) visa a parte espinal do deltoide, porque o ombro faz rotação medial, com diminuição da ação da parte acromial do deltoide. Uma pegada neutra dos halteres (polegares apontando para a frente) permite que a parte acromial do deltoide trabalhe no exercício.

Resistência: Graças ao efeito da gravidade nos halteres, a resistência é menor no início do movimento, aumentando gradualmente até um ponto máximo quando os halteres são levantados.

Trajetória: A alteração da trajetória do levantamento transfere o enfoque relativo no deltoide. Com o tronco horizontal e paralelo ao chão, a ênfase recai na parte espinal do deltoide. Se o tronco estiver inclinado com o tórax ereto, a parte acromial do deltoide contribuirá para o movimento.

LEVANTAMENTO COM CABO, INCLINAÇÃO PARA A FRENTE

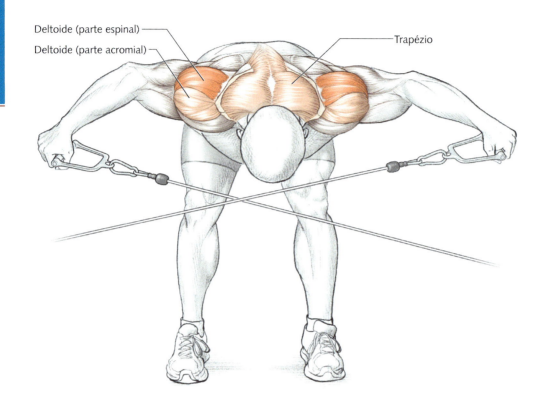

Execução

1. Na posição em pé e central no aparelho de cabos, agarre os puxadores presos a duas polias baixas. Mantenha o pegador do lado esquerdo em sua mão direita e o pegador do lado direito em sua mão esquerda. Incline a cintura para a frente com as costas retas e paralelas ao chão.
2. Levante as mãos para cima em um arco até o nível dos ombros, de tal modo que os cabos se cruzem.
3. Abaixe os pegadores até a posição inicial, com a mão direita diretamente à frente do tornozelo esquerdo e a mão esquerda diretamente à frente do tornozelo direito.

Músculos envolvidos

Primário: Deltoide (parte espinal)
Secundários: Deltoide (parte acromial), trapézio, romboides, infraespinal, redondo menor, redondo maior

Enfoque anatômico

Trajetória: Para enfatizar a parte espinal do deltoide, os braços devem se movimentar diretamente para fora, afastando-se dos lados do corpo. Se as mãos forem levantadas em um arco anterior na frente da sua cabeça, o trapézio e a parte acromial do deltoide contribuirão para o exercício.

Posição do corpo: O isolamento da parte espinal do deltoide será melhor com o tronco paralelo ao chão, e não inclinado com o tórax e a cabeça em posição superior.

Amplitude de movimento: A amplitude de movimento no início do exercício aumentará se você permitir que as mãos se cruzem (com descruzamento dos cabos) durante o abaixamento dos pegadores. O aumento da distância e o maior alongamento fazem com que a parte espinal do deltoide trabalhe mais intensamente.

Resistência: Ao contrário dos levantamentos com halteres, em que a resistência varia durante o levantamento, a polia de cabo permite resistência uniforme ao longo de todo o movimento.

Pegada: O pegador do cabo não permite que sejam feitas mudanças na posição ou pegada das mãos.

VARIAÇÃO

Levantamento de cabo com um braço e o corpo inclinado para a frente

Este exercício pode ser feito utilizando um braço de cada vez. Isso permite que você modifique a amplitude de movimento, mediante o ajuste da posição inicial ou final. Essa versão unilateral possibilita o levantamento da mão até um nível mais elevado e, além disso, faz um alongamento mais prolongado embaixo. Gerando, assim, mais trabalho para a parte espinal do deltoide. Estabilize o tronco, repousando a mão livre na coxa.

CRUZAMENTO DE CABOS COM INVERSÃO

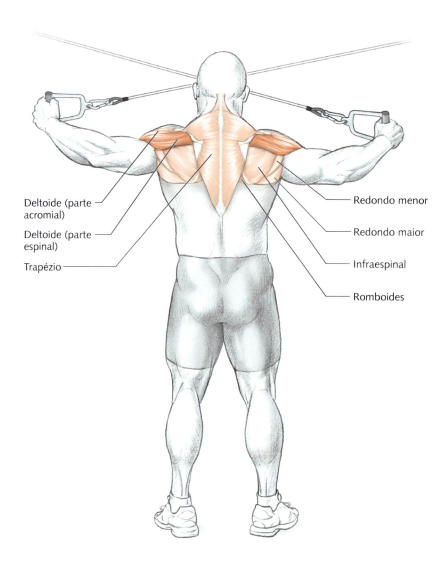

Execução

1. Fique em pé em posição ereta e centrada no aparelho de cabos, com corpo voltado para as polias. Utilizando uma pegada com os polegares apontando para cima, agarre os pegadores presos a duas polias altas (pegador esquerdo na mão direita, pegador direito na mão esquerda).
2. Impulsione as mãos para trás e ligeiramente para baixo em um arco, com os braços praticamente paralelos ao chão até que as mãos estejam alinhadas com os ombros, formando um T.
3. Retorne os pegadores de volta à posição inicial, de modo que a mão direita fique diretamente à frente do ombro esquerdo, e a mão esquerda diretamente à frente do ombro direito.

Músculos envolvidos

Primário: Deltoide (parte espinal)
Secundários: Deltoide (parte acromial), trapézio, romboides, infraespinal, redondo menor, redondo maior

Enfoque anatômico

Trajetória: Para mobilizar a parte espinal do deltoide, os braços devem se mover diretamente para trás e ligeiramente para baixo, quase paralelamente ao chão. Se as mãos forem levantadas em um arco mais alto, até um ponto acima do nível do ombro, o trapézio e a parte acromial do deltoide darão maior contribuição para o movimento.

Posição do corpo: A parte espinal do deltoide será enfatizada com maior eficiência com o tronco ereto, sem que haja inclinação excessiva para a frente ou para trás.

Amplitude de movimento: O cruzamento entre mãos (i. e., descruzamento dos cabos) na posição inicial aumenta a amplitude de movimento e o alongamento muscular; isso faz com que a parte espinal do deltoide trabalhe mais intensamente.

VARIAÇÃO

Cruzamento de cabos com inversão, com apoio

Você pode fazer esse exercício (sentado ou em pé) com o peito apoiado no encosto de um banco de exercício inclinado, ou com o peito contra a almofada de um banco de Scott. O banco deve ficar posicionado no centro, entre duas polias com cabos. Você tem a opção de sentar-se no banco ou ficar atrás, mas deverá estar em uma posição suficientemente elevada para que os braços possam fazer o exercício sem obstrução, com as polias niveladas ou imediatamente acima de sua cabeça. Essa variação é mais fácil se você ficar sobre a região lombar, para se concentrar em trabalhar o deltoide.

CRUCIFIXO EM APARELHO, PARTE ESPINAL DO DELTOIDE

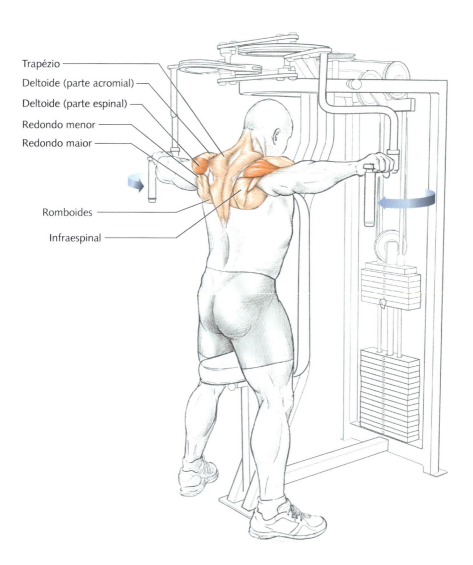

Trapézio
Deltoide (parte acromial)
Deltoide (parte espinal)
Redondo menor
Redondo maior
Romboides
Infraespinal

Execução

1. Sente-se de frente para o aparelho com o tórax contra o encosto do banco e agarre os pegadores diretamente à frente com os braços estendidos no nível do ombro.
2. Puxe os pegadores para trás no arco mais distante possível, mantendo os cotovelos elevados e braços paralelos ao chão.
3. Retorne os pegadores à posição inicial, diretamente à frente.

Músculos envolvidos

Primário: Deltoide (parte espinal)
Secundários: Trapézio, romboides, deltoide (parte acromial), infraespinal, redondo menor, redondo maior

Enfoque anatômico

Resistência: Assim como os exercícios com cabos, o aparelho de crucifixo para a parte espinal do deltoide proporciona resistência uniforme ao longo de toda sua amplitude de movimento. Esse aparelho também oferece diversos ajustes técnicos à pegada, trajetória e amplitude de movimento para ajudar no isolamento da parte espinal do deltoide.

Pegada: Os mais modernos aparelhos de crucifixo para a parte espinal do deltoide permitem a escolha de pegadores: um par horizontal e outro par vertical. O modo de pegar afeta o grau de rotação na articulação do ombro. O uso dos pegadores horizontais com uma pegada pronada (palmas das mãos voltadas para baixo) é o melhor método de isolamento da parte espinal do deltoide, porque o ombro fica em rotação medial. Uma pegada neutra (polegares apontando para cima), com o uso dos pegadores verticais, permite a participação da parte acromial do deltoide, porque o ombro fica em rotação lateral.

Trajetória: A alteração da trajetória do levantamento muda o enfoque relativo nos músculos. A parte espinal do deltoide é mais bem trabalhada quando os pegadores são agarrados no nível dos ombros ou imediatamente abaixo, com os braços paralelos ao chão. Se os pegadores forem agarrados acima do nível dos ombros, com o assento muito baixo, então o trapézio irá realizar a maior parte do trabalho durante o exercício.

Amplitude de movimento: Você pode aumentar a amplitude de movimento fazendo o exercício com um dos braços a cada vez (ver Variação).

VARIAÇÃO

Variação com um braço

A realização deste exercício com um braço a cada vez diminui a contribuição relativa do trapézio e dos músculos retratores da escápula, e isso ajuda no isolamento da parte espinal do deltoide. Você também pode modificar a amplitude de movimento durante a versão com um dos braços a cada vez, mudando a posição do assento com relação ao aparelho. Em uma posição sentada "de lado" com a parte interna do ombro contra o encosto do banco, faça o exercício usando a parte externa do braço. Isso possibilitará o início do exercício de um ponto de partida mais distante, situado além do outro ombro. Esse ajuste permite maior alongamento do deltoide e aumenta em até 1/3 a amplitude de movimento efetivo.

ROTAÇÃO LATERAL

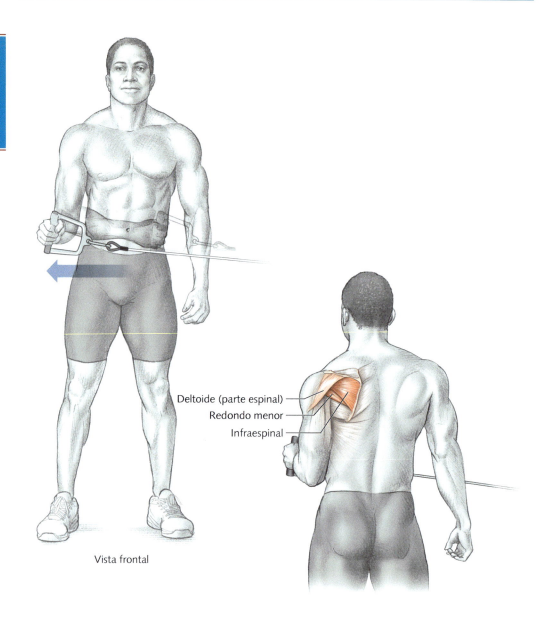

Vista frontal

Execução

1. Fique em pé, posicionado de lado com relação a uma polia de cabo ajustada à altura da cintura; agarre o pegador com a mão "de fora" e com o polegar apontando para cima.
2. Com o cotovelo mantido firmemente contra a cintura, movimente o pegador em um arco para fora, afastando-o do corpo e mantendo o antebraço paralelo ao chão.
3. Retorne lentamente o pegador à posição inicial, em frente ao umbigo.

Músculos envolvidos

Primários: Infraespinal, redondo menor
Secundário: Deltoide (parte espinal)

Enfoque anatômico

Trajetória: Durante esse movimento, ocorre rotação lateral na articulação do ombro, por causa da ação combinada do infraespinal e do redondo menor. A mão se movimenta em um arco horizontal com o antebraço paralelo ao chão. O braço fica em uma posição vertical e o cotovelo fica encostado contra o lado do corpo.

Amplitude de movimento: A mão se movimenta ao longo de um arco de aproximadamente 90°, como o ponteiro de um relógio ao se movimentar entre 10 e 2 horas.

Resistência: Esse exercício não pode ser feito com um haltere se você estiver na posição em pé ereta, porque a gravidade não proporciona resistência para o manguito rotador. Para que você possa usar um haltere, é preciso deitar-se ou se reclinar, de modo que a gravidade atue no plano de funcionamento do manguito rotador (ver Variações).

VARIAÇÕES

Rotação lateral com halteres

Deite-se no sentido transversal em um banco de exercício plano sobre a parte superior das costas, mantendo o cotovelo em contato com o banco. Segurando um haltere com uma das mãos, posicione o antebraço na vertical (para cima), com o cotovelo dobrado em 90°. Mantendo o cotovelo em contato com o banco, abaixe o haltere em um arco para a frente na direção da cintura, até que o antebraço fique em uma posição mais ou menos paralela ao chão.

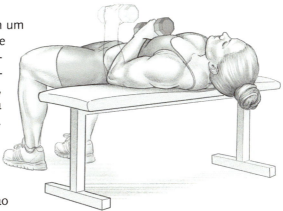

Rotação lateral com haltere, posição deitada

Deite-se com o lado do corpo para baixo sobre um banco de exercício plano, segurando um haltere na mão "de cima". A posição do corpo é similar à descrita para o levantamento com inclinação lateral (mais adiante, no capítulo).

ROTAÇÃO MEDIAL

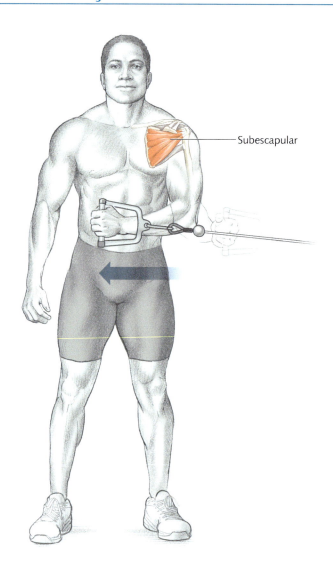

Subescapular

Execução

1. Fique em pé, posicionado de lado com relação a uma polia de cabo ajustada à altura da cintura; agarre o pegador com a mão "de dentro" e com o polegar apontando para cima.
2. Com o cotovelo mantido firmemente contra a cintura, puxe o pegador para dentro, passando à frente do seu corpo e mantendo o antebraço paralelo ao chão.
3. Retorne lentamente o pegador de volta à posição inicial.

Músculos envolvidos

Primário: Subescapular
Secundário: Peitoral maior

Enfoque anatômico

Trajetória: Durante esse movimento, a ação do subescapular provoca rotação medial na articulação do ombro. A mão se move ao longo de um arco horizontal passando pela frente do tronco, e o antebraço permanece paralelo ao chão. O cotovelo e o braço devem ser mantidos firmemente contra o lado do corpo.

Amplitude de movimento: A mão se movimenta ao longo de um arco de 90°, como os ponteiros de um relógio ao se moverem entre 10 e 2 horas.

Resistência: Esse exercício não pode ser feito com um haltere se você estiver na posição em pé ereta, porque a gravidade não proporciona resistência para o manguito rotador. Para usar um haltere, é preciso deitar-se na horizontal, de modo que a gravidade atue no plano de funcionamento do manguito rotador (ver Variação).

VARIAÇÃO

Rotação medial com haltere

Deite-se no sentido transversal em um banco de exercício plano sobre a parte superior das costas, mantendo o cotovelo em contato com o banco. Segurando um haltere em uma das mãos, comece com o antebraço na posição aberta para o lado, quase paralelo ao solo. Mantendo o cotovelo dobrado em 90° e em contato com o banco, levante o haltere em um arco para a frente, até que o antebraço fique vertical.

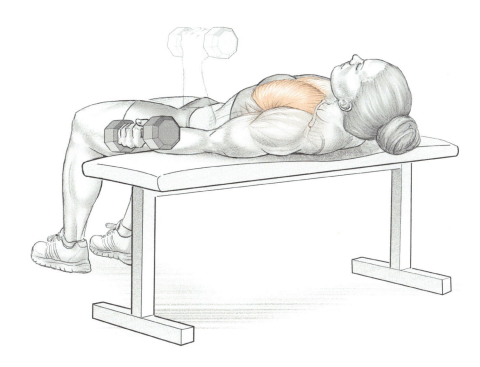

LEVANTAMENTO LATERAL, CORPO INCLINADO

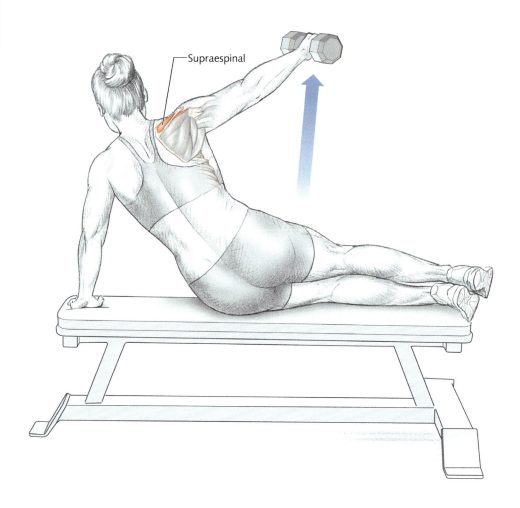

Execução

1. Deite-se de lado sobre um banco com o tronco inclinado em 45°, apoiado pelo braço que está abaixo do corpo. Segure um haltere com pegada pronada em sua outra mão.
2. Levante o haltere até a altura da cabeça, mantendo o cotovelo bloqueado.
3. Abaixe o peso, retornando-o até o nível da cintura.

Músculos envolvidos

Primário: Supraespinal
Secundários: Deltoide (parte acromial), deltoide (parte clavicular)

Enfoque anatômico

Amplitude de movimento: O supraespinal inicia o levantamento do braço, funcionando como músculo primário durante os primeiros 15° a 20° de abdução. A gravidade que atua no haltere na posição inclinada faz com que a resistência seja máxima durante a fase inicial do levantamento com o corpo inclinado, concentrando o esforço no supraespinal.

Trajetória: O supraespinal fica mais adequadamente isolado quando o haltere é levantado a partir do ponto em frente aos quadris.

Pegada: Uma pegada pronada (palma da mão voltada para baixo) funciona melhor.

VARIAÇÕES

Levantamento lateral com cabo

Este exercício está descrito na página 20. O supraespinal inicia o levantamento do braço, ficando ativo durante os primeiros 60° do movimento. Para que haja enfoque nos músculos do manguito rotador, termine a fase de elevação quando a mão atingir o nível do tórax.

Levantamento lateral com haltere

O levantamento lateral com haltere (posição sentada ou em pé), já descrito neste capítulo, é uma boa variação do levantamento lateral com o corpo inclinado. Você pode usar um braço a cada vez, ou trabalhar simultaneamente com os dois braços.

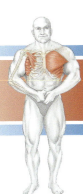

CAPÍTULO 2
TÓRAX

O peitoral maior (Fig. 2.1) é um músculo em forma de leque que possui duas seções anatômicas, ou partes. A parte superior tem origem na clavícula, e a parte inferior tem origem no esterno (osso do peito). As duas partes avançam em uma direção externa por meio da parede torácica, fundindo-se em um único tendão que se insere no úmero, o osso do braço. À medida que o músculo se insere, o tendão sofre torção, de tal modo que a parte clavicular (superior) se prende em um ponto abaixo da parte esternocostal (inferior). Quando o músculo peitoral se contrai, ocorre movimento na articulação do ombro. O peitoral maior promove adução, flexão e rotação medial do braço, e, dessa forma, movimenta o braço para a frente e transversalmente ao tórax durante movimentos como flexão ou extensão no solo ou de "abraço de urso". Embora o músculo exiba apenas duas divisões anatômicas, funcionalmente pode-se considerar que tenha três partes (clavicular, esternocostal e abdominal), dependendo do ângulo de movimentação do braço. Com a mudança de posição da articulação do ombro, certas fibras do músculo peitoral ficam em melhor vantagem mecânica para a criação de movimento. Outras fibras do músculo do tórax ainda continuam ativas, mas não são capazes de contrair-se tanto, por causa da posição do ombro.

ANATOMIA DA MUSCULAÇÃO

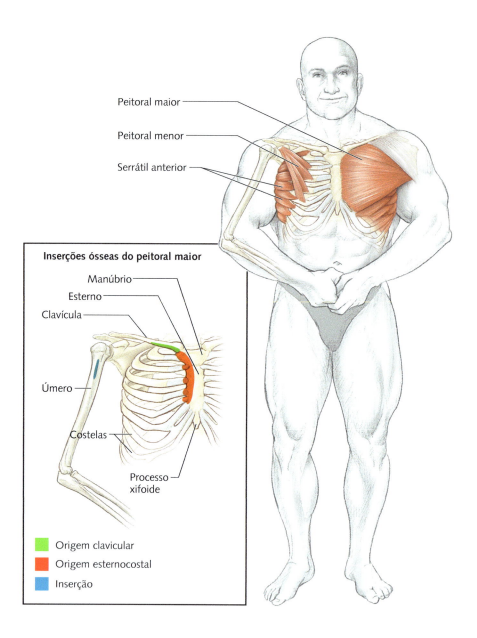

Figura 2.1 Exibição do tórax.

A parede lateral do tórax é formada pelo serrátil anterior. Esse músculo tem origem na parte posterior da escápula, prosseguindo para a frente em torno da parede torácica e fixando-se às oito costelas superiores. A borda serrilhada desse músculo emerge por baixo da margem externa do músculo peitoral. O serrátil anterior traciona a escápula (faz protração) para a frente, estabilizando esse osso contra a caixa torácica. O serrátil anterior fica ativo durante a maioria dos exercícios para o tórax, trabalhando com especial intensidade durante a fase de bloqueio de uma flexão e extensão no solo ou supino.

O músculo peitoral menor se situa profundamente, por baixo do peitoral maior. Esse músculo desempenha apenas uma pequena função, não contribuindo para o tamanho do tórax.

SUPINO INCLINADO COM BARRA

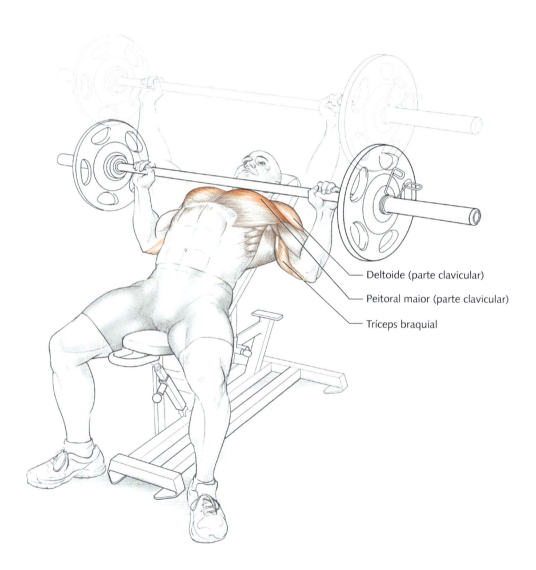

Deltoide (parte clavicular)
Peitoral maior (parte clavicular)
Tríceps braquial

Execução

1. Na posição sentada em um banco inclinado, faça uma pegada na barra com as palmas das mãos voltadas para cima e com afastamento na mesma distância dos ombros.
2. Abaixe lentamente o peso, até que a barra toque a parte superior do tórax.
3. Empurre a barra diretamente para cima, até que os cotovelos fiquem estendidos.

Músculos envolvidos

Primário: Peitoral maior (parte clavicular)
Secundários: Deltoide (parte clavicular), tríceps braquial

Enfoque anatômico

Trajetória: O ângulo de inclinação determina a trajetória. Com a elevação do encosto do assento e aumento da inclinação, o enfoque se desloca progressivamente para partes mais elevadas do músculo peitoral. A parte clavicular do peitoral será mobilizada de modo mais eficaz com uma inclinação de 30° a 45° do encosto do banco com relação ao chão. Inclinações mais intensas, de 60° ou mais, fazem com que o enfoque recaia na parte clavicular do músculo deltoide.

Espaçamento das mãos: Uma pegada com afastamento igual à largura dos ombros ou ligeiramente maior irá mobilizar todas as áreas do músculo peitoral maior (parte clavicular). Um espaçamento mais estreito das mãos enfatiza a parte central interna do tórax, exigindo maior esforço do tríceps. Pegadas mais abertas proporcionam maior alongamento, com orientação para a parte externa do músculo, e minimizam a contribuição do tríceps; mas o aumento do espaço entre as mãos, também aumenta o risco de ocorrência de lesão.

Amplitude de movimento: Para maximização do trabalho do peitoral, "abra" bem os cotovelos enquanto a barra do haltere estiver sendo baixada. Uma repetição mais curta, em que o movimento termina imediatamente antes do bloqueio dos cotovelos, manterá a tensão nos peitorais e reduzirá a assistência do tríceps.

VARIAÇÃO

Supino inclinado em aparelho

Essa variação proporciona mais estabilidade e segurança do que o supino tradicional com barra. Muitos aparelhos oferecem opção de pegadas. Uma pegada neutra (polegares apontando para cima, palmas das mãos voltadas para dentro) enfatiza os peitorais de forma mais eficiente do que uma pegada pronada (palmas das mãos voltadas para a frente).

SUPINO INCLINADO COM HALTERES

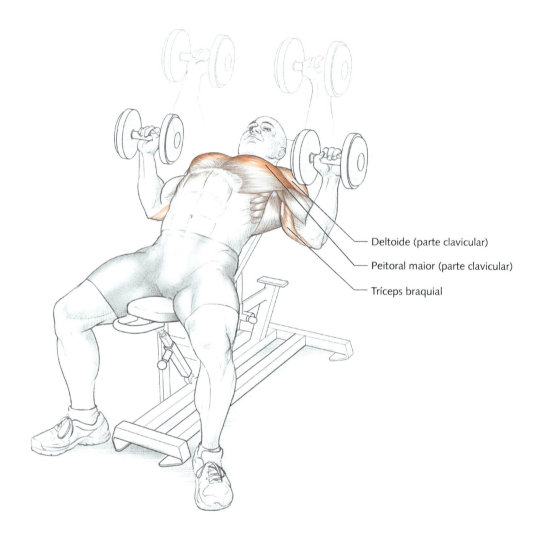

- Deltoide (parte clavicular)
- Peitoral maior (parte clavicular)
- Tríceps braquial

Execução

1. Sente-se em um banco inclinado. Segure um haltere em cada mão no nível do tórax, com as palmas das mãos voltadas para a frente.
2. Impulsione os halteres verticalmente, até que ocorra bloqueio dos cotovelos.
3. Abaixe os halteres retornando à parte superior do tórax.

Músculos envolvidos

Primário: Peitoral maior (parte clavicular)
Secundários: Deltoide (parte clavicular), tríceps braquial

Enfoque anatômico

Trajetória: O ângulo de inclinação determina a trajetória. Com a elevação do encosto do assento e aumento da inclinação, o enfoque se desloca progressivamente para partes mais elevadas do músculo peitoral. A parte clavicular do peitoral será mobilizada com mais eficiência em uma inclinação de 30° a 45° do encosto do banco em relação ao chão. Inclinações mais intensas, de 60° ou mais, fazem com que o enfoque recaia na parte clavicular do músculo deltoide.

Pegada: A orientação dos halteres afeta a posição das mãos. A pegada pronada dos halteres (palmas das mãos voltadas para a frente) permite maior alongamento enquanto o peso é baixado até a posição inicial. Uma pegada neutra (palmas voltadas para dentro) gera melhor contração na posição de bloqueio dos cotovelos.

Amplitude de movimento: Para maximizar o trabalho dos peitorais, "abra" bastante os cotovelos durante o movimento de abaixar os halteres e faça com que os dois halteres se toquem na fase mais alta do exercício. Uma repetição mais curta, em que o exercício termina imediatamente antes da extensão total dos cotovelos, mantém a tensão nos peitorais. Quanto mais baixo descerem os halteres, maior será o alongamento do músculo peitoral. Mas um abaixamento excessivo dos halteres poderá causar lesão no ombro; é mais seguro terminar a descida quando os halteres chegarem no nível do tórax.

VARIAÇÃO

Supino com halteres, pegada variável

Comece o exercício segurando os halteres com uma pegada pronada (palmas das mãos voltadas para a frente), e gire os halteres durante o movimento, de modo que as palmas das mãos fiquem voltadas para dentro (pegada neutra) por ocasião da extensão total dos cotovelos.

CRUCIFIXO INCLINADO COM HALTERES

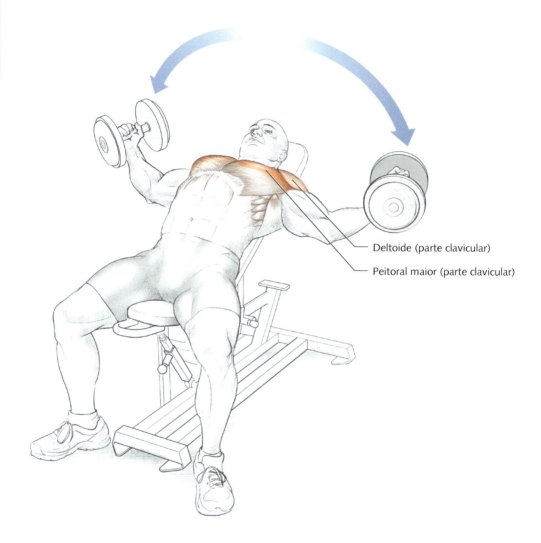

Deltoide (parte clavicular)
Peitoral maior (parte clavicular)

Execução

1. Sentado em um banco inclinado, comece com os halteres diretamente acima do tórax, com as palmas das mãos voltadas para dentro.
2. Abaixe os halteres para fora, dobrando ligeiramente os cotovelos enquanto os pesos descem até o nível do tórax.
3. Levante os halteres de volta, unindo-os na parte superior do exercício.

Músculos envolvidos

Primário: Peitoral maior (parte clavicular)
Secundário: Deltoide (parte clavicular)

Enfoque anatômico

Trajetória: O ângulo de inclinação determina a trajetória. Com a elevação do encosto do assento e aumento da inclinação, o enfoque se desloca progressivamente para as partes mais elevadas do músculo peitoral. A parte clavicular do peitoral será mobilizada com mais eficiência em uma inclinação de 30° a 45° do encosto do banco em relação ao chão.

Pegada: A orientação dos halteres afeta a posição da mão. O crucifixo funciona melhor quando os halteres são segurados com uma pegada neutra (palmas das mãos voltadas para dentro), mas uma pegada pronada (palmas das mãos voltadas para a frente) também pode ser utilizada, como variação.

Amplitude de movimento: Quanto mais baixo descerem os halteres, maior será o alongamento do peitoral. Alongamento excessivo pode causar lesão ao músculo e à articulação do ombro. É mais seguro terminar a descida dos halteres quando estes alcançarem o nível do tórax.

VARIAÇÃO

Crucifixo com aparelho

A execução do crucifixo com aparelho (descrita neste capítulo) com o assento baixo e os pegadores no nível dos olhos irá mobilizar a parte clavicular do peitoral.

CRUCIFIXO COM CABOS EM POLIAS BAIXAS

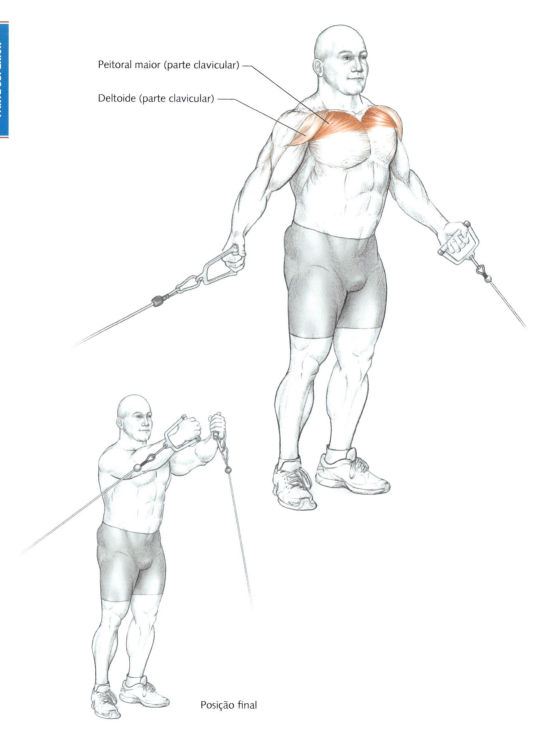

Peitoral maior (parte clavicular)
Deltoide (parte clavicular)

Posição final

Execução

1. Em cada mão, agarre o pegador em D preso a polias baixas, e fique em pé, em posição ereta, olhando para a frente.
2. Levante os braços em um arco para a frente até que os pegadores se encontrem na altura da cabeça.
3. Mantendo os cotovelos bloqueados, abaixe os pegadores de volta para a posição inicial.

Músculos envolvidos

Primário: Peitoral maior (parte clavicular)
Secundário: Deltoide (parte clavicular)

Enfoque anatômico

Trajetória: A posição em pé projetada para a frente, de modo que as polias fiquem ligeiramente atrás do corpo, permitirá melhor trajetória para a mobilização dos músculos peitorais.

CRUCIFIXO INCLINADO COM CABOS

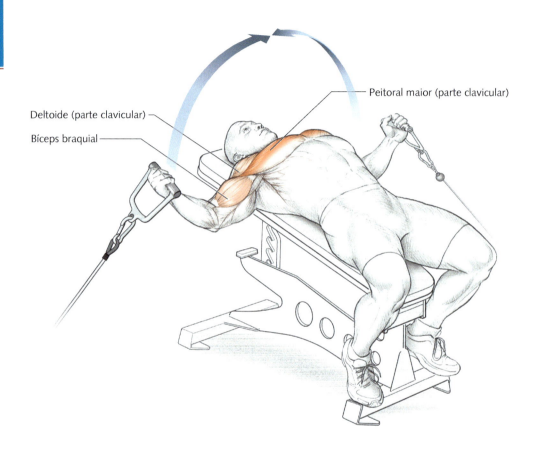

Execução

1. Deitado em um banco inclinado, em uma posição central entre as polias, agarre os puxadores em D presos às polias baixas de um aparelho de cabos. Os puxadores devem estar no nível do tórax.
2. Levante os braços em um arco ascendente, até que os puxadores se encontrem acima da cabeça.
3. Mantendo os cotovelos ligeiramente dobrados, abaixe os puxadores de volta à posição inicial, nivelados com o tórax.

Músculos envolvidos

Primário: Peitoral maior (parte clavicular)
Secundários: Deltoide (parte clavicular), bíceps braquial

Enfoque anatômico

Trajetória: O ângulo de inclinação determina a trajetória. À medida que o encosto é levantado e aumenta a inclinação, o enfoque se transfere progressivamente para cima, até o músculo peitoral. A parte clavicular do peitoral será mais bem trabalhada com o encosto inclinado em 30° a 45° com relação ao chão.

Pegada: Flexione levemente os cotovelos durante a descida, para aliviar a tensão ao longo do bíceps.

Amplitude de movimento: Quanto mais baixo descerem os puxadores, maior será o alongamento dos peitorais. Contudo, um alongamento excessivo pode causar lesão ao músculo e à articulação do ombro. É mais seguro interromper a descida no momento em que os puxadores alcançarem o nível do tórax.

SUPINO COM BARRA

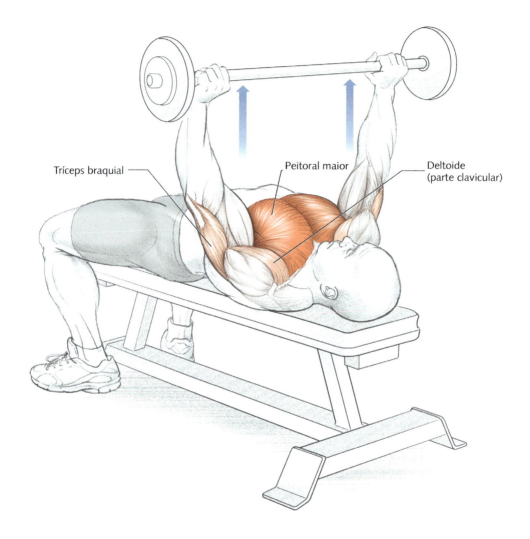

Execução

1. Na posição deitada em um banco plano, faça uma pegada na barra com o dorso das mãos voltado para cima e o afastamento entre elas igual à distância entre os ombros.
2. Abaixe lentamente o peso até tocar a parte média do tórax.
3. Empurre a barra diretamente para cima, até que ocorra bloqueio dos cotovelos.

Músculos envolvidos

Primário: Peitoral maior
Secundários: Deltoide (parte clavicular), tríceps braquial

Enfoque anatômico

Posição do corpo: Seu tronco deve repousar no banco, e os ombros e nádegas devem estar em contato com o banco. Posicione os pés firmemente no chão para obter estabilidade. Se a região lombar estiver arqueada (ou se as nádegas se elevarem do banco), o enfoque se transferirá para a parte esternocostal do peitoral. A elevação dos pés do chão com o dobramento dos joelhos poderá ajudar no direcionamento do exercício para a parte média do tórax, mas a estabilidade e o equilíbrio ficarão comprometidos se os pés deixarem de fazer contato com o chão.

Espaçamento das mãos: O espaçamento ideal das mãos é igual à largura dos ombros, ou ligeiramente maior. Uma pegada fechada (mãos mais próximas) enfatiza os peitorais internos e também mobiliza o tríceps. Pegadas mais abertas mobilizam a seção externa do músculo, minimizando a contribuição do tríceps.

Trajetória: A barra deve se movimentar verticalmente, para cima e para baixo, a partir da parte média do tórax (área dos mamilos). Abra bem os cotovelos durante o abaixamento da barra, para que seja maximizado o isolamento do peitoral.

Amplitude de movimento: Uma repetição mais curta, em que o movimento termina imediatamente antes da extensão total dos cotovelos, manterá a tensão nos peitorais e reduzirá o grau de assistência do tríceps.

Pegada: Uma pegada com o dorso das mãos voltado para baixo (pegada supinada) na barra transfere o enfoque para o tríceps.

VARIAÇÕES

Supino com aparelho, para o tórax

Aparelhos proporcionam mais estabilidade e segurança do que o supino tradicional com barra. Muitos aparelhos oferecem opção de pegadas. Uma pegada neutra (polegares apontando para cima, palmas das mãos voltadas para dentro) isola os peitorais de forma mais eficiente do que uma pegada pronada (palmas das mãos voltadas para a frente).

Supino, pegada fechada

Faça o exercício com as mãos afastadas em aproximadamente 15 cm. Essa pegada fechada mobiliza os peitorais internos e trabalha o tríceps.

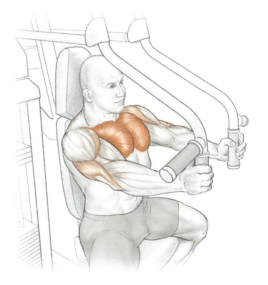

SUPINO COM HALTERES

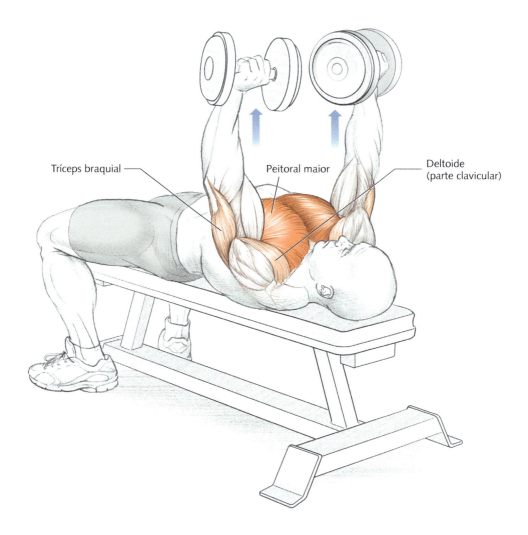

Execução

1. Deitado em um banco horizontal, comece com os halteres no nível do tórax, palmas das mãos voltadas para a frente.
2. Impulsione verticalmente os halteres, até que ocorra a extensão total dos cotovelos.
3. Abaixe os halteres, retornando-os até a parte média do tórax.

Músculos envolvidos

Primário: Peitoral maior
Secundários: Deltoide (parte clavicular), tríceps braquial

Enfoque anatômico

Pegada: A orientação dos halteres afeta a posição da mão. Segurar os halteres com as palmas das mãos voltadas para a frente (pegada pronada) proporciona mais alongamento enquanto o peso é baixado até a posição inicial. Segurar os halteres com as palmas das mãos voltadas para dentro (pegada neutra) permite maior contração na posição de bloqueio dos cotovelos.

Trajetória: O tronco deve ficar diretamente pousado no banco e os halteres devem se movimentar verticalmente, para cima e para baixo, a partir da parte média do tórax (área dos mamilos). Para maximizar o isolamento dos peitorais, os cotovelos devem ficar bem abertos durante a descida, e os halteres devem se tocar no momento do bloqueio dos cotovelos.

Amplitude de movimento: Uma repetição mais curta, em que o movimento termina imediatamente antes do bloqueio dos cotovelos, mantém a tensão nos peitorais e reduz a assistência do tríceps. Quanto mais baixo descerem os halteres, maior será o alongamento dos músculos peitorais. Mas se os halteres abaixarem demasiadamente, poderá ocorrer lesão no ombro; é mais seguro terminar a descida quando os halteres alcançarem o nível do tórax.

VARIAÇÃO

Supino com halteres, pegada variável

Segure os halteres com uma pegada pronada (palmas das mãos voltadas para a frente) no início; gire os halteres durante o movimento, de modo que as palmas das mãos fiquem voltadas para dentro (pegada neutra) por ocasião da extensão total dos cotovelos.

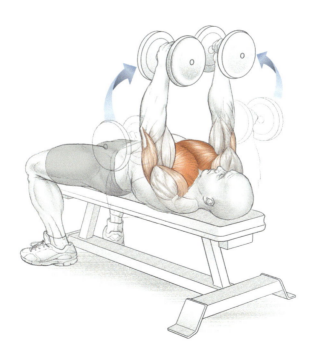

CRUCIFIXO COM HALTERES

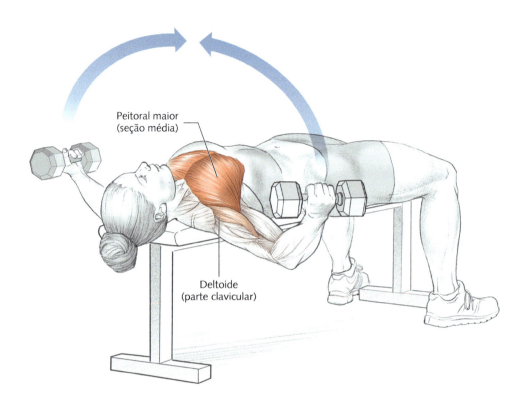

Peitoral maior (seção média)

Deltoide (parte clavicular)

Execução

1. Deite-se em um banco plano, segurando um haltere em cada mão. Comece com os halteres diretamente acima do meio do tórax, as palmas das mãos voltadas para dentro e os braços estendidos.
2. Abaixe os halteres em um movimento para fora, com leve flexão dos cotovelos à medida que o peso for descendo até o nível do tórax.
3. Levante os halteres em um arco ascendente, de volta à posição vertical.

Músculos envolvidos

Primário: Peitoral maior
Secundário: Deltoide (parte clavicular)

Enfoque anatômico

Pegada: A orientação dos halteres afeta a posição das mãos. O crucifixo funciona melhor quando os halteres são mantidos com uma pegada neutra (palmas das mãos voltadas para dentro), mas uma pegada pronada (palmas das mãos voltadas para a frente) também pode ser utilizada, como variação.

Amplitude de movimento: Quanto mais baixo descerem os halteres, maior será o alongamento dos músculos peitorais, mas também será maior a probabilidade de lesão. É mais seguro terminar a descida quando os halteres alcançarem o nível do tórax.

CRUCIFIXO COM CABOS EM BANCO PLANO

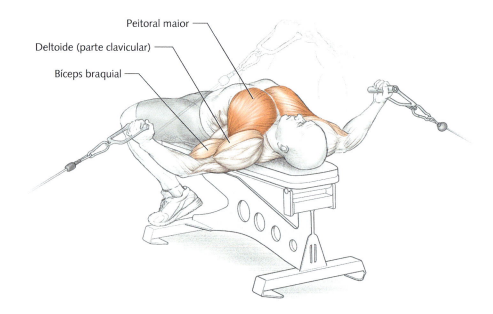

Execução

1. Posição deitada em um banco plano posicionado centralmente entre as polias; agarre os puxadores em D presos às polias baixas de um aparelho de cabos. Os puxadores devem estar nivelados ao tórax.
2. Levante os braços em um arco ascendente até que os puxadores se encontrem acima da cabeça.
3. Mantendo os cotovelos ligeiramente dobrados, abaixe os puxadores até a posição inicial, no nível do tórax.

Músculos envolvidos

Primário: Peitoral maior
Secundários: Deltoide (parte clavicular), bíceps braquial

Enfoque anatômico

Trajetória: A parte esternocostal do músculo peitoral será mais bem trabalhada com o uso de um banco plano. A mudança do ângulo para uma posição inclinada transferirá o enfoque para a parte superior do tórax, enquanto que a mudança do ângulo para uma posição declinada trabalhará a parte inferior do tórax.

Pegada: Dobre levemente os cotovelos durante a descida, para aliviar a tensão ao longo do bíceps.

Amplitude de movimento: Quanto mais os puxadores descerem, maior será o alongamento dos peitorais. Mas um alongamento excessivo pode causar lesão ao músculo e à articulação do ombro. É mais seguro interromper a descida no momento em que os puxadores alcançarem o nível do tórax.

CRUCIFIXO COM APARELHO

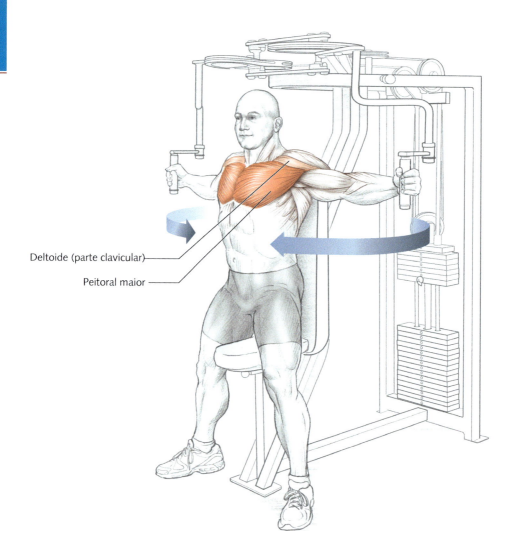

Deltoide (parte clavicular)
Peitoral maior

Execução

1. Agarre os pegadores verticais, com os cotovelos ligeiramente dobrados.
2. Tracione simultaneamente os pegadores até que se toquem à frente de seu tórax.
3. Deixe suas mãos retornarem à posição inicial, mantendo os cotovelos elevados.

Músculos envolvidos

Primário: Peitoral maior
Secundário: Deltoide (parte clavicular)

Enfoque anatômico

Pegada: O crucifixo funciona melhor com uma pegada neutra (palmas das mãos voltadas para dentro), mas uma pegada pronada (palmas das mãos voltadas para a frente) também pode ser utilizada como variação. Mantenha os cotovelos rígidos e ligeiramente dobrados durante todo o movimento.

Amplitude de movimento: A parte central interna do músculo peitoral faz a maior parte do trabalho, quando os pegadores são simultaneamente tracionados. Para enfatizar os peitorais internos, use uma amplitude de movimento limitada, concentrando-se na posição de tração. Faça repetições parciais, em que as mãos se movimentam ao longo de um arco curto de 45°, a partir da posição de 12 horas (pegadores se tocando) com abertura até a posição de 10 horas à esquerda e de 2 horas no lado direito. Mantenha os cotovelos retos, para que seja obtida máxima tração. A ênfase se transfere para os peitorais externos quando as mãos fazem o movimento de ampla abertura. Não permita que os pegadores ultrapassem o plano do corpo, ou você entrará na zona de lesão. É mais seguro terminar a fase de alongamento quando os braços estiverem alinhados com o tórax.

Trajetória: Posicione o assento de modo que os pegadores fiquem nivelados com o tórax. Para maximizar o isolamento dos peitorais, mantenha os cotovelos elevados (no nível dos ombros) durante o movimento.

Posição do corpo: Quando o assento é baixo e os pegadores são mantidos em posição elevada, a ênfase recai na parte superior do tórax. Quando o assento é alto e os pegadores são mantidos em posição baixa, a ênfase recai na parte inferior do tórax. Para mobilizar a parte média do tórax, posicione o assento para que os pegadores fiquem nivelados ao tórax.

Resistência: Ao contrário dos crucifixos com halteres, em que a resistência varia durante o levantamento, o crucifixo com aparelho possibilita uma resistência uniforme durante todo o movimento, sendo um exercício excelente para mobilização dos peitorais internos.

VARIAÇÕES

Crucifixo com aparelho, uso das almofadas protetoras

Esse é um exercício similar; você utilizará apenas as almofadas protetoras, em vez dos pegadores.

Crucifixo com aparelho, com um dos braços

Esse exercício é realizado com o uso de um dos braços a cada vez.

SUPINO DECLINADO COM BARRA

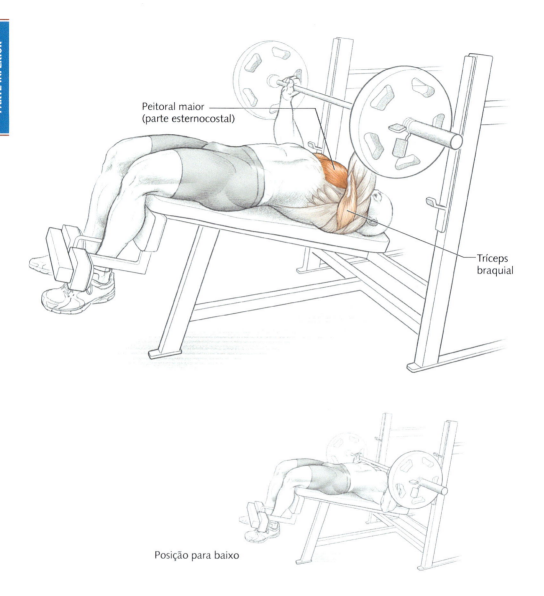

Posição para baixo

Execução

1. Deite-se em um banco declinado e faça uma pegada na barra com o dorso das mãos voltado para cima e com afastamento igual à distância entre os ombros.
2. Abaixe lentamente o peso até tocar a parte inferior do tórax.
3. Empurre a barra diretamente para cima, até que ocorra extensão total dos cotovelos.

Músculos envolvidos

Primário: Peitoral maior (parte esternocostal)
Secundários: Tríceps braquial, deltoide (parte clavicular)

Enfoque anatômico

Trajetória: O ângulo de declínio determina a trajetória. Com a inclinação do banco (cabeça mais para baixo) e com o declínio mais intenso, o enfoque se transfere progressivamente para áreas mais baixas do músculo peitoral. A parte esternocostal do peitoral maior será mobilizada mais efetivamente em um ângulo de declinação de 20° a 40° com o chão. Ângulos de declinação mais abruptos transferem o enfoque do peito para o tríceps. Abra bem os cotovelos durante o abaixamento da barra, para maximizar o isolamento dos peitorais.

Espaçamento das mãos: O espaçamento ideal das mãos é igual à distância entre os ombros. Pegadas mais abertas enfocam a seção externa do músculo, permitem maior alongamento e minimizam a contribuição do tríceps. Uma pegada fechada (mãos mais próximas) enfoca os peitorais internos, exigindo maior trabalho do tríceps.

Amplitude de movimento: Uma repetição mais curta, em que o movimento termina imediatamente antes do bloqueio dos cotovelos, mantém a tensão nos peitorais e reduz o grau de assistência do tríceps.

VARIAÇÕES

Supino declinado em aparelho

A execução do supino declinado em aparelho, por exemplo, o aparelho Smith, possibilita melhor estabilidade e segurança.

SUPINO DECLINADO COM HALTERES

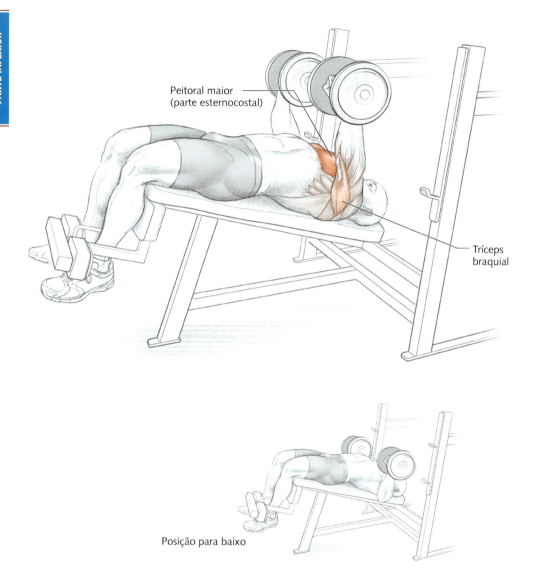

Peitoral maior (parte esternocostal)

Tríceps braquial

Posição para baixo

Execução

1. Deite-se em um banco declinado e faça uma pegada no haltere com cada mão no nível do tórax e com as palmas das mãos voltadas para a frente.
2. Levante diretamente para cima os halteres até a extensão total dos cotovelos.
3. Abaixe os halteres até a parte média do tórax.

Músculos envolvidos

Primário: Peitoral maior (parte esternocostal)
Secundários: Deltoide (parte clavicular), tríceps braquial

Enfoque anatômico

Pegada: A orientação dos halteres afeta a posição das mãos. A pegada dos halteres com as palmas das mãos voltadas para a frente (pegada pronada) proporciona mais alongamento, à medida que o peso vai sendo baixado até a posição inicial. A pegada dos halteres com as palmas voltadas para dentro (pegada neutra) permite melhor contração na posição de bloqueio.

Trajetória: O ângulo de declinação determina a trajetória. À medida que o banco é declinado e a declinação se torna cada vez mais acentuada, o enfoque se transfere progressivamente para as partes mais baixas no músculo peitoral. A parte esternocostal do peitoral maior é trabalhada mais adequadamente em uma declinação de 20° a 40° em relação ao chão. Os halteres devem ser mobilizados verticalmente, para cima e para baixo, a partir do meio do tórax (área dos mamilos). Para maximizar o isolamento dos peitorais, os cotovelos devem ser "abertos" durante a descida e, ao ocorrer o bloqueio, devem tocar, juntos, os halteres.

Amplitude de movimento: Uma repetição mais curta com a finalização da flexão imediatamente antes do bloqueio mantém a tensão sobre os peitorais e diminui a ajuda do tríceps. Quanto mais baixo descerem os halteres, maior será o alongamento do músculo do tórax. No entanto, se os halteres forem baixados excessivamente, poderá causar lesão no ombro. É mais seguro terminar a descida quando os halteres alcançarem o nível do tórax.

VARIAÇÃO

Supino declinado com halteres, pegada variável

No início do exercício, segure um haltere em cada mão com uma pegada pronada (palmas das mãos para a frente). Faça a rotação dos halteres durante a flexão, para que as palmas das mãos fiquem voltadas para dentro (pegada neutra) ao ocorrer o bloqueio.

CRUCIFIXO DECLINADO COM HALTERES

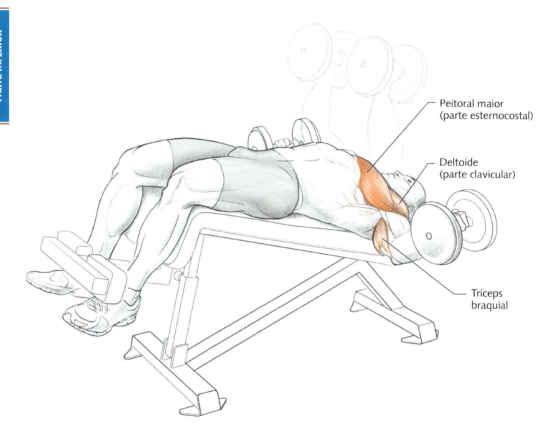

Execução

1. Deitado em um banco declinado, comece com os halteres diretamente acima de seu tórax, com as palmas das mãos voltadas para dentro.
2. Abaixe os halteres com um movimento de abertura (i. e., para fora), dobrando ligeiramente os cotovelos durante a descida dos pesos até o nível do tórax.
3. Levante simultaneamente os halteres de volta à posição inicial, até se tocarem.

Músculos envolvidos

Primário: Peitoral maior (parte esternocostal)
Secundários: Deltoide (parte clavicular), tríceps braquial

Enfoque anatômico

Trajetória: O ângulo de declínio determina a trajetória. Com a inclinação do banco (cabeça mais para baixo) e com o declínio mais intenso, o enfoque se transfere progressivamente para áreas mais baixas do músculo peitoral. A parte esternocostal do peitoral maior será mobilizada mais efetivamente em um ângulo de declinação de 20° a 40° com o chão.

Pegada: A orientação dos halteres afeta a posição das mãos. O crucifixo funciona melhor quando os halteres são segurados com uma pegada neutra (palmas das mãos voltadas para dentro), mas uma pegada pronada (palmas das mãos voltadas para a frente) também pode ser utilizada como variação.

Amplitude de movimento: Quanto mais descerem os halteres, maior será o alongamento dos peitorais, mas também maior será a probabilidade de lesão. É mais seguro terminar a descida quando os halteres alcançarem o nível do tórax.

VARIAÇÃO

Crucifixo declinado com halteres, pegada variável

Durante a descida dos pesos, segure os halteres com uma pegada pronada (palmas das mãos voltadas para a frente) na parte mais baixa e, em seguida, gire os halteres durante o levantamento, de modo que as palmas das mãos fiquem voltadas para dentro (pegada neutra) na fase mais alta do exercício.

CRUZAMENTO DE CABOS

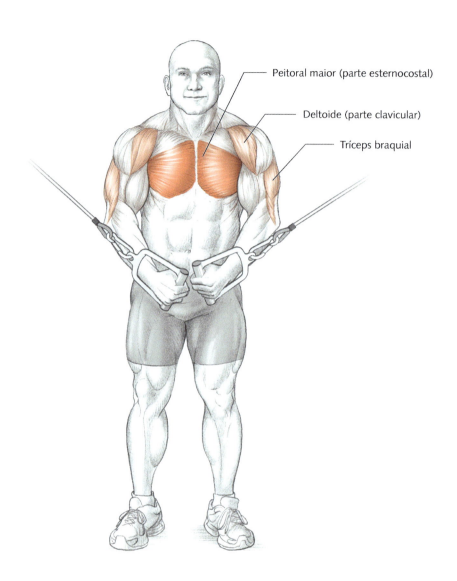

Peitoral maior (parte esternocostal)
Deltoide (parte clavicular)
Tríceps braquial

Execução

1. Na posição em pé (corpo ereto), agarre os pegadores em D presos às polias altas de um aparelho de cabos.
2. Tracione simultaneamente para baixo os pegadores, até que as mãos se toquem à frente da cintura; mantenha os cotovelos ligeiramente flexionados.
3. Lentamente, retorne à posição inicial com as mãos no nível dos ombros.

Músculos envolvidos

Primário: Peitoral maior (parte esternocostal)
Secundários: Deltoide (parte clavicular), tríceps braquial

Enfoque anatômico

Trajetória: O tronco deve ficar ereto ou ligeiramente inclinado para a frente (use a cintura). O ponto de encontro das mãos determina o enfoque no músculo. Uma trajetória baixa, em que os pegadores se encontram à frente dos quadris ou da cintura, mobiliza as fibras mais inferiores do músculo peitoral. Uma trajetória alta, em que os pegadores se encontram no nível do tórax, mobiliza a seção média dos peitorais.

Amplitude de movimento: O cruzamento das mãos na fase mais baixa do exercício aumenta a amplitude de movimento e mobiliza a parte central interna dos peitorais. A extensão da posição inicial (i. e., permitindo que as mãos avancem até um plano acima dos ombros ou até a altura da cabeça) possibilita maior alongamento, mas também implica esforço desnecessário na articulação do ombro.

VARIAÇÃO

Cruzamento de cabos, posição sentada

Os aparelhos mais modernos permitem a execução desse exercício na posição sentada, com um apoio para as costas.

FLEXÃO DE BRAÇOS EM BARRAS PARALELAS

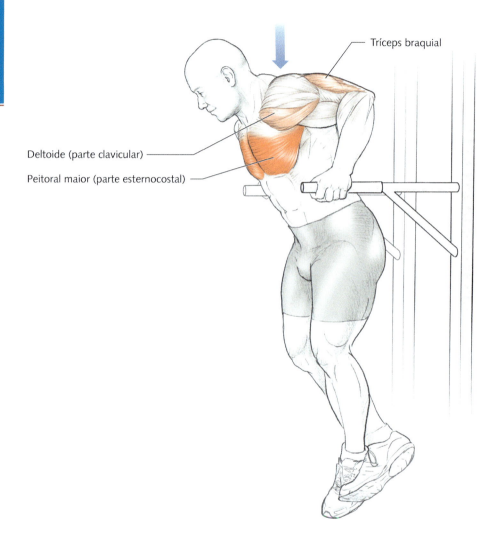

Execução

1. Agarre as barras paralelas, sustentando o corpo com os cotovelos estendidos e bloqueados.
2. Dobre os cotovelos, baixando o tronco até que os braços fiquem paralelos ao chão.
3. "Empurre" o corpo de volta à posição inicial, isto é, até que os cotovelos fiquem novamente estendidos.

Músculos envolvidos

Primário: Peitoral maior (parte esternocostal)
Secundários: Tríceps braquial, deltoide (parte clavicular)

Enfoque anatômico

Trajetória: A posição do tronco afeta o enfoque do exercício. Uma ligeira inclinação para a frente é melhor para a mobilização dos peitorais, e quanto mais você se inclinar para a frente, mais intensamente trabalhará os peitorais. Uma postura ereta transfere o enfoque para o tríceps, e quanto mais reto o tronco ficar, maior será o envolvimento do tríceps. Abra bem os cotovelos durante a descida, para maximizar o isolamento dos peitorais.

Pegada: Uma pegada padrão nas barras paralelas, com os polegares apontando para a frente, funciona melhor para o enfoque no tórax. Uma pegada invertida, com os polegares apontando para trás, transfere o enfoque para o tríceps.

VARIAÇÃO

Paralelas em aparelho

Este exercício pode ser executado na posição sentada em um aparelho. Mas tendo em vista que a maioria dos aparelhos de paralelas limita o movimento do tronco, tendem a enfocar mais o tríceps do que o tórax.

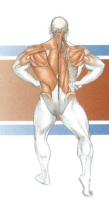

CAPÍTULO 3
COSTAS

Do ponto de vista anatômico, a parte posterior do tronco (i. e., costas; Fig. 3.1), consiste em diversas camadas de músculo, dispostas como em um sanduíche. Do ponto de vista funcional – e para as finalidades do fisiculturismo – as costas são mais bem consideradas divididas em três seções, que lembram os segmentos triangulares de uma colcha de retalhos.

A parte superior das costas é formada por um grande músculo de forma triangular chamado trapézio. Ele se origina ao longo da região superior da coluna vertebral, desde o crânio até a última costela (ou seja, todas as vértebras cervicais e torácicas). As fibras superiores do trapézio (no pescoço) se prendem à extremidade externa do ombro na clavícula, acrômio e escápula. As fibras médias e inferiores do trapézio, na parte superior das costas, se prendem à escápula. A parte descendente do trapézio eleva a escápula para fazer o "encolhimento" dos ombros e gira a escápula para ajudar na abdução do ombro. A parte transversa do trapézio faz a retração da escápula, tracionando inferiormente os ombros; a parte ascendente do trapézio deprime a escápula.

Por baixo do trapézio, existem três músculos que fixam firmemente a escápula à coluna vertebral: levantador da escápula, romboide maior e romboide menor. Os músculos levantadores da escápula ajudam a parte descendente do trapézio a elevar a escápula. Os músculos romboides trabalham com a parte transversa do trapézio na retração da escápula. Esses músculos retratores da escápula se situam por baixo do trapézio, aumentando a espessura muscular na região superior das costas.

A parte média das costas consiste no latíssimo do dorso, um grande músculo em forma de leque com origem na metade inferior da coluna vertebral e na crista posterior do osso pélvico (crista ilíaca posterior). A partir de sua ampla origem, o latíssimo do dorso converge até um tendão em forma de faixa que se prende à parte superior do úmero (próximo ao tendão do peitoral maior). Quando o latíssimo do dorso se contrai, ocorre movimento na articulação do ombro. O latíssimo do dorso traciona o braço para baixo e para trás (extensão do ombro); portanto, esse músculo é mobilizado por puxadas, flexões na barra fixa e remadas. O latíssimo também traciona o braço para dentro, contra o lado do corpo (adução).

A parte inferior das costas (i. e., região lombar) está formada pelos músculos eretores da espinha (ou sacroespinais) que avançam ao longo de toda a extensão da coluna vertebral. Na região lombar, o eretor da espinha se divide em três colunas: iliocostal, longuíssimo e espinal.

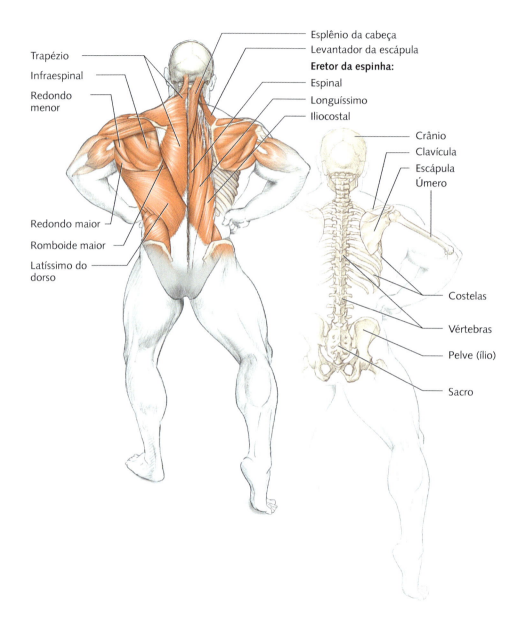

Figura 3.1 Exibição das costas.

Esses músculos são os pilares da força na região lombar que estabiliza a coluna vertebral e estende o tronco, arqueando para trás a coluna.

Os músculos trapézio e latíssimo do dorso estão principalmente envolvidos com movimentos do ombro e do braço. São os músculos sacroespinais, que promovem movimentos da coluna vertebral e do tronco. Exercícios direcionados para os músculos das costas são: encolhimentos (*shrugs*), puxadas, flexões na barra fixa, remadas e extensões lombares. O levantamento-terra é um exercício composto, multiarticular, que utiliza todos os músculos das costas.

ENCOLHIMENTO DE OMBROS COM BARRA

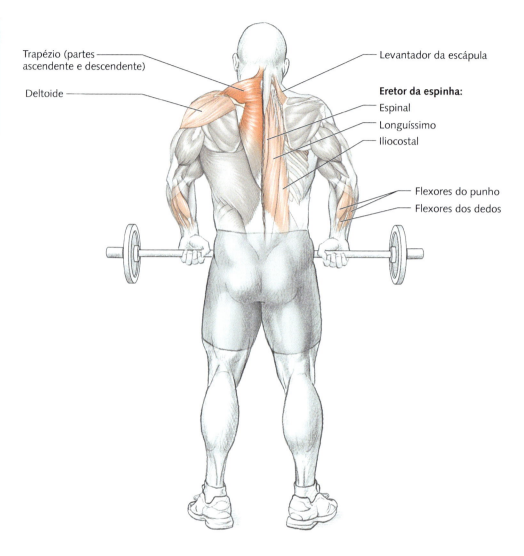

Execução

1. Segure uma barra com os braços estendidos à frente das coxas, utilizando pegada com distância igual à largura dos ombros e com o dorso das mãos voltado para cima.
2. Mantendo os braços contraídos, encolha os ombros até o ponto mais alto possível, tracionando a barra com um movimento vertical para cima.
3. Abaixe lentamente a barra até a posição inicial, alongando o trapézio.

Músculos envolvidos

Primário: Trapézio (partes descendente e transversa)
Secundários: Levantador da escápula, deltoide, eretor da espinha (iliocostal, longuíssimo, espinal), antebraços (flexores dos punhos e dos dedos)

Enfoque anatômico

Espaçamento das mãos: Uma pegada na barra igual à distância entre os ombros ou mais fechada enfatiza o trapézio. Uma pegada mais aberta também trabalha o deltoide.
Trajetória: Levante e desça a barra diretamente para cima e para baixo. Não faça rolamento nem rotação dos ombros.
Posição do corpo: A execução do encolhimento na posição em pé com o corpo bem vertical mobiliza centralmente o músculo. A ligeira inclinação do tronco para trás (na cintura) mobiliza a parte descendente do trapézio no pescoço, enquanto a ligeira inclinação para a frente mobiliza a seção média do músculo, atrás dos ombros.
Amplitude de movimento: Quanto mais você elevar a barra, maior será a intensidade de trabalho do trapézio.

VARIAÇÕES

Encolhimento dos ombros, barra por trás do corpo

A execução do exercício com a barra por trás dos quadris promove retração escapular, tracionando os ombros para trás; este exercício enfatiza a parte transversa do trapézio.

Encolhimento dos ombros com aparelho

Esta variação permite que você escolha a pegada – pronada (polegares apontando para dentro) e neutra (polegares apontando para a frente). Uma pegada neutra enfatiza a parte descendente do trapézio no pescoço, enquanto uma pegada pronada enfoca a parte transversa do trapézio nas costas.

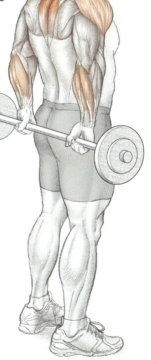

ENCOLHIMENTO DE OMBROS COM HALTERE

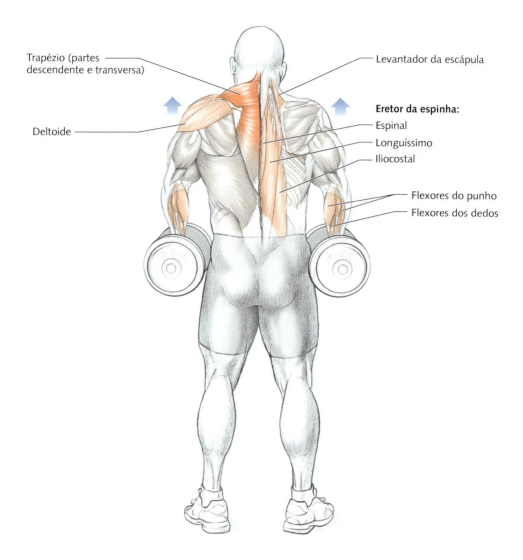

Execução

1. Em pé, em uma posição ereta com um haltere em cada mão, mãos pendentes aos lados do corpo.
2. Mantendo os braços estendidos, encolha os ombros para cima – até o ponto mais alto possível.
3. Abaixe os halteres de volta para a posição inicial.

Músculos envolvidos

Primário: Trapézio (partes descendente e transversa)
Secundários: Levantador da escápula, deltoide, eretor da espinha (iliocostal, longuíssimo espinal), antebraços (flexores do punho e dos dedos)

Enfoque anatômico

Pegada: Uma pegada neutra (polegares apontando para a frente) enfatiza a parte descendente do trapézio no pescoço, enquanto uma pegada pronada (polegares apontando para dentro) visa a parte transversa do trapézio nas costas.

Posição do corpo: A ligeira inclinação do tronco para trás (na cintura) mobiliza a parte descendente do trapézio, enquanto a ligeira inclinação para a frente mobiliza o músculo em uma parte mais baixa, no pescoço. A execução do encolhimento de ombros na posição em pé bem vertical mobiliza as seções superior e média do músculo trapézio.

Amplitude de movimento: Quanto mais elevado for o peso, maior será o trabalho do trapézio. Quanto mais longe forem abaixados os halteres, maior será o alongamento ao final do exercício.

VARIAÇÃO

Encolhimento de ombros com retração

Comece com os halteres à frente do seu corpo, utilizando uma pegada pronada. Comprima simultaneamente as escápulas durante o encolhimento, terminando com os halteres aos lados do corpo em uma pegada neutra. Durante o movimento, os halteres são levantados para cima (elevação escapular) trabalhando a parte descendente do trapézio, e para trás (retração escapular) trabalhando a parte transversa do trapézio.

REMADA VERTICAL COM BARRA

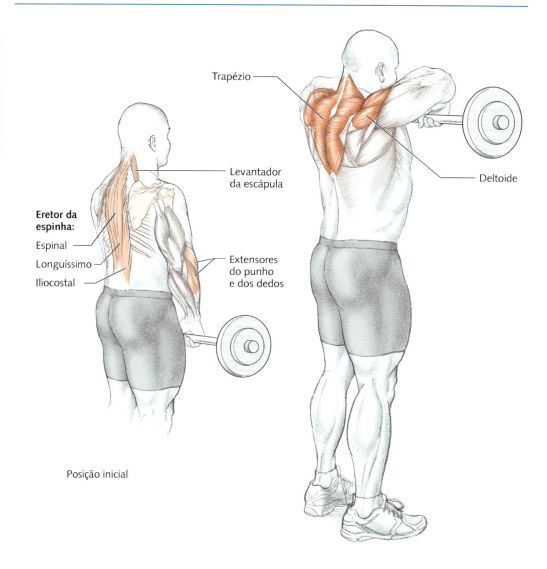

Execução

1. Segure a barra do haltere com afastamento igual à distância entre os ombros, com os braços estendidos na frente das coxas; use uma pegada com o dorso das mãos voltado para cima.
2. Tracione a barra verticalmente para cima até chegar ao queixo; eleve o máximo possível os cotovelos.
3. Abaixe a barra lentamente, até que os braços fiquem na posição inicial estendida.

Músculos envolvidos

Primários: Trapézio, deltoide
Secundários: Levantador da escápula, eretor da espinha (iliocostal, longuíssimo, espinal), antebraços (extensores do punho, extensores dos dedos)

Enfoque anatômico

Espaçamento das mãos: Uma pegada na barra com afastamento igual à distância entre ombros, ou mais fechada, enfatiza o trapézio. Uma pegada mais aberta também trabalha o deltoide.

Posição do corpo: A execução da remada na posição bem vertical mobiliza centralmente o trapézio. A ligeira inclinação do tronco para trás (na cintura) mobiliza a parte descendente do trapézio, ao passo que a ligeira inclinação para a frente mobiliza o músculo mais inferiormente no pescoço.

Trajetória: Para enfatizar o trapézio (não o deltoide), levante a barra junto ao corpo durante o exercício.

Amplitude de movimento: Quanto mais levantada for a barra, maior será o trabalho do trapézio; porém, maior será o risco de dor por impacto do ombro.

REMADA EM PÉ COM APARELHO

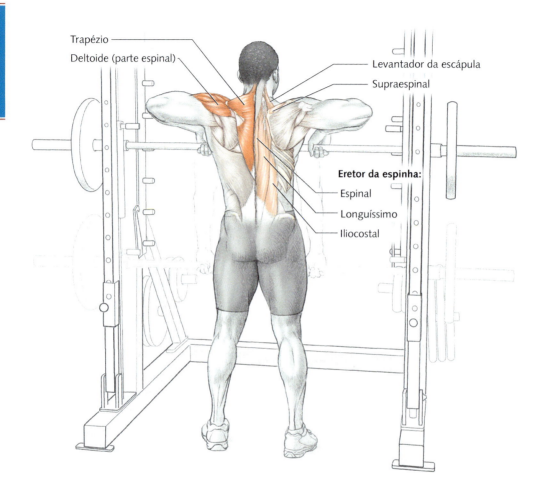

Execução

1. Usando um aparelho Smith, segure a barra com os braços afastados na largura dos ombros; use uma pegada pronada.
2. Impulsione verticalmente a barra até chegar à altura do queixo, com a máxima elevação possível dos cotovelos.
3. Abaixe lentamente a barra até a posição inicial.

Músculos envolvidos

Primários: Trapézio, deltoide (parte espinal)
Secundários: Levantador da escápula, eretor da espinha (iliocostal, longuíssimo, espinal), supraespinal, antebraços (extensores do punho, extensores dos dedos)

Enfoque anatômico

Resistência: O uso do aparelho Smith proporciona um plano único de movimento vertical que pode ajudar a concentrar seus esforços durante o exercício.

Espaçamento das mãos: Uma pegada na barra com espaçamento na largura dos ombros (ou mais fechada) enfatiza o trapézio, ao passo que uma pegada mais aberta também trabalha o deltoide.

Posição do corpo: A execução da remada na posição vertical em pé (ereta) mobiliza a parte transversa do trapézio. Uma leve inclinação do tronco para trás, com flexão da cintura, trabalhará a parte descendente do trapézio, ao passo que uma ligeira flexão para a frente mobilizará o músculo em sua parte inferior até o pescoço.

Amplitude de movimento: Quanto maior for a altura de levantamento da barra, mais intensamente o trapézio será trabalhado. Mas o levantamento da barra até um nível mais alto também aumenta o risco de dor por impacto do ombro.

VARIAÇÃO

Remada em pé com cabos

Execute este exercício usando uma barra reta presa à polia baixa de um aparelho de cabos. Ver Capítulo 1 para instruções.

REMADA COM CABOS, POSIÇÃO SENTADA

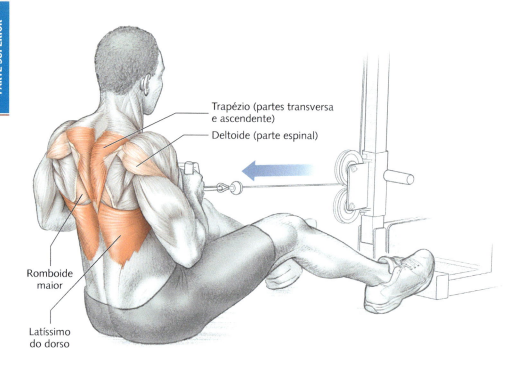

Execução

1. Sente-se em um aparelho de cabos. Pegue os puxadores presos a uma polia baixa usando uma pegada neutra (polegares para cima) com os braços estendidos à frente do corpo.
2. Tracione os pegadores superiormente, na direção do peito, mantendo a coluna vertebral reta.
3. Retorne os pegadores à posição inicial.

Músculos envolvidos

Primários: Trapézio (partes transversa e ascendente), latíssimo do dorso
Secundários: Romboides maior e menor, deltoide (parte espinal)

Enfoque anatômico

Espaçamento das mãos: Um maior espaçamento das mãos mobilizará a parte externa do trapézio, enquanto um posicionamento mais próximo das mãos enfocará a parte interna do trapézio.

Pegada: Uma pegada pronada (com o dorso das mãos voltado para cima) tende a visar as partes descendente e transversa do trapézio, enquanto uma pegada neutra (polegares apontando para cima) mobiliza as partes transversa e ascendente do trapézio. Uma pegada supinada (com o dorso das mãos voltado para baixo) transfere o enfoque para o latíssimo do dorso.

Trajetória: Para mobilizar o trapézio, tracione os pegadores ou a barra descrevendo uma trajetória alta na direção do peito; uma trajetória baixa, na direção do abdome, trabalha o latíssimo do dorso.

Posição do corpo: Mantenha as costas eretas e o tronco vertical.

Amplitude de movimento: Projete os cotovelos para trás e na maior altura possível, comprimindo simultaneamente as escápulas, para maximizar a contração muscular.

PUXADA NA BARRA COM PEGADA ABERTA

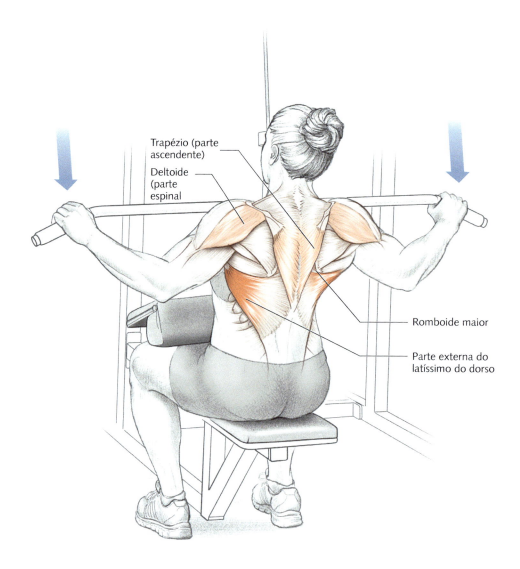

Execução

1. Faça uma pegada na barra com o dorso das mãos voltado para cima; as mãos devem ficar a uma distância 15 cm maior que a largura dos ombros.
2. Tracione a barra para baixo, até a parte superior do peito, contraindo os latíssimos.
3. Retorne a barra à posição inicial, acima da cabeça.

Músculos envolvidos

Primário: Latíssimo do dorso (parte externa)
Secundários: Deltoide (parte espinal), trapézio (parte ascendente), romboides maior e menor

Enfoque anatômico

Espaçamento das mãos: À medida que aumenta o espaçamento das mãos, o enfoque se transfere para a parte mais externa do latíssimo do dorso, sob a axila. Essa parte do músculo faz com que as costas fiquem largas.

Pegada: Uma pegada com o dorso das mãos voltado para cima (pronada) funciona melhor para este exercício. Se você segurar a parte angulada nas extremidades da barra, obterá melhor contração dos latíssimos.

Trajetória: Quando o tronco está na posição vertical, a barra é tracionada verticalmente para baixo com o uso da adução do ombro. Esse procedimento enfatiza a parte externa dos latíssimos. A inclinação do tronco para trás, em cerca de 30° com relação ao plano vertical, cria uma trajetória que utiliza a extensão do ombro – o que enfatiza a parte inferior e interna dos latíssimos.

Amplitude de movimento: Para maximizar a amplitude de movimento, alongue os latíssimos na posição mais elevada, e contraia esses músculos na fase mais baixa do exercício, movimentando os cotovelos para baixo e para trás até onde for possível.

VARIAÇÕES

Variações de puxada na barra

As extremidades anguladas de uma barra de puxada para pegada aberta oferecem diversas vantagens, em comparação com uma barra reta: melhor trajetória, menos tensão na articulação do punho, e alguns centímetros extras de movimento antes que a barra faça contato com o peito.

Puxada atrás do pescoço

A tração da barra para baixo, atrás do pescoço, é uma trajetória menos favorável que pode causar lesão à articulação do ombro.

PUXADA NA BARRA COM PEGADA FECHADA

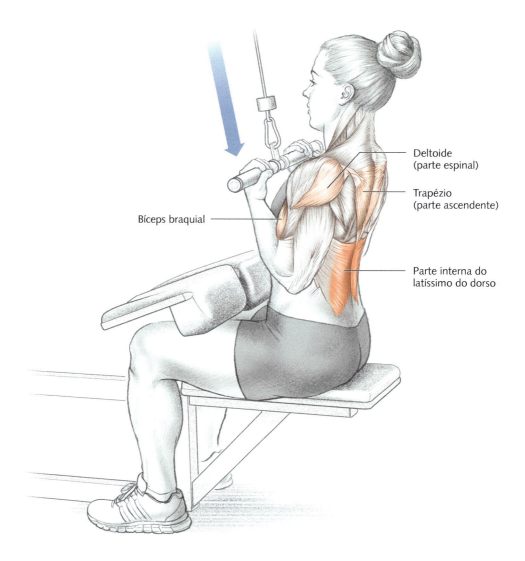

Execução

1. Faça uma pegada na barra com o dorso das mãos voltado para baixo (invertida), com as mãos espaçadas em 15 a 30 cm.
2. Tracione a barra para baixo até a parte superior do peito, tensionando os latíssimos.
3. Retorne a barra à posição inicial, com os braços estendidos acima da cabeça.

Músculos envolvidos

Primário: Latíssimo do dorso (parte interna)
Secundários: Trapézio (parte ascendente), romboides maior e menor, deltoide (parte espinal), bíceps braquial

Enfoque anatômico

Espaçamento das mãos: Com um menor espaçamento das mãos, o enfoque se transfere para a seção mais interna do latíssimo do dorso, gerando espessura e profundidade na parte média das costas.

Pegada: A puxada com pegada fechada utiliza extensão, e não adução, dos ombros. Os braços são mobilizados para baixo e para trás, o que enfatiza as seções inferiores e internas dos latíssimos.

Trajetória: A inclinação do tronco para trás em cerca de 30° com relação ao plano vertical melhora a trajetória e ajuda a isolar o músculo latíssimo do dorso. Não se incline demasiadamente para trás, nem abaixe o peso com a ajuda do impulso.

Amplitude de movimento: Alongue os latíssimos na parte alta do exercício e os tensione na parte baixa; para tanto, projete os cotovelos para baixo e para trás o máximo que puder.

VARIAÇÕES

Variação com barra

Os acessórios da barra permitem que você faça uma pegada neutra (palmas das mãos voltadas para dentro). Essa posição das mãos fica a meio-caminho entre uma pegada pronada (com o dorso das mãos voltado para cima) e uma pegada supinada (com o dorso das mãos voltado para baixo). A pegada com o dorso das mãos voltado para cima trabalha os latíssimos externos, a pegada com o dorso das mãos voltado para baixo isola os latíssimos internos, e uma pegada neutra mobiliza a parte central do músculo.

PUXADA NA BARRA COM PEGADA ABERTA

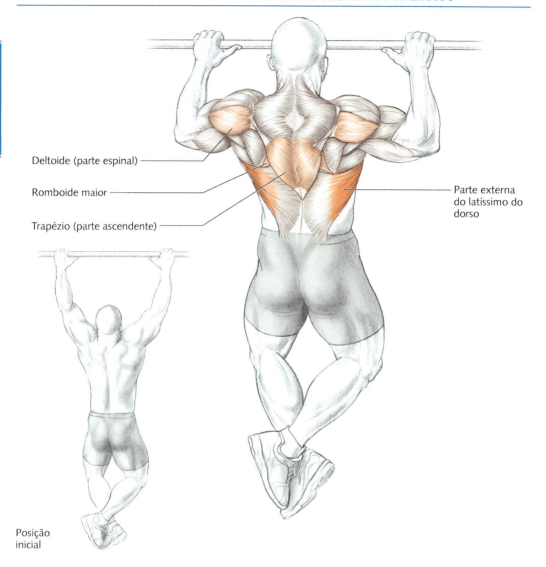

Deltoide (parte espinal)
Romboide maior
Trapézio (parte ascendente)
Parte externa do latíssimo do dorso
Posição inicial

Execução

1. Fazer pegada pronada na barra de puxada com as mãos afastadas em 15 cm além da largura dos ombros e braços estendidos.
2. Mobilize o tronco para cima até que o queixo toque a barra.
3. Abaixe lentamente o tronco até a posição inicial.

Músculos envolvidos

Primário: Parte externa do latíssimo do dorso
Secundários: Deltoide (parte espinal), trapézio (parte ascendente), romboide maior, romboide menor

Enfoque anatômico

Resistência: Puxadas são parecidas com flexões na barra, exceto que a resistência proporcionada pelo próprio corpo não é facilmente ajustada. Você pode aumentar a resistência com o uso de um cinto com pesos, mas obviamente o peso do corpo não pode ser reduzido.

Espaçamento das mãos: À medida que o espaçamento das mãos aumenta, o enfoque se transfere para a parte mais externa do latíssimo do dorso, na axila. Essa parte do músculo gera amplitude nas costas.

Pegada: Para este exercício, a pegada pronada funciona melhor. Você pode usar a pegada supinada durante uma puxada com pegada fechada. Também é possível usar uma pegada neutra em alguns equipamentos (ver Variações).

Trajetória: Tendo em vista que o tronco permanece vertical durante o movimento, basicamente as puxadas usam a adução dos ombros e, portanto, tendem a trabalhar a parte externa do latíssimo do dorso.

Amplitude de movimento: Para maximizar a amplitude de movimento, alongue o latíssimo do dorso na posição de descida e contraia-o na parte superior do movimento. Para tanto, os cotovelos devem ser mobilizados para baixo e para trás.

Posição do corpo: O cruzamento de um pé sobre o outro, com os joelhos ligeiramente dobrados, minimiza a oscilação do corpo durante o movimento.

VARIAÇÕES

Puxada na barra com pegada fechada

A pegada supinada na barra facilita um espaçamento mais fechado das mãos, resultando em ênfase na extensão (não na adução) do ombro. À medida que o espaçamento entre as mãos fica mais fechado, o enfoque se transfere para a seção ínfero-interna do latíssimo do dorso. Com uma pegada supinada, a maior contribuição do bíceps braquial proporciona força extra.

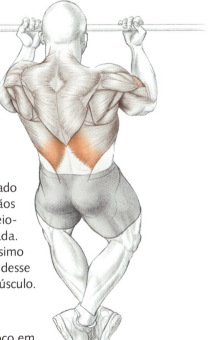

Puxada com barra

A fixação de uma barra em um equipamento apropriado possibilita uma pegada neutra, com as palmas das mãos voltadas para dentro. Essa posição das mãos fica a meio-caminho entre a pegada pronada e a pegada supinada. Enquanto uma pegada pronada aberta trabalha o latíssimo do dorso e uma pegada supinada isola a parte interna desse músculo, a pegada neutra trabalha a parte central do músculo.

Puxada por trás do pescoço

A execução da puxada com a parte dorsal do pescoço em contato com a barra é uma trajetória menos favorável, que pode causar irritação à articulação do ombro.

REMADA COM BARRA

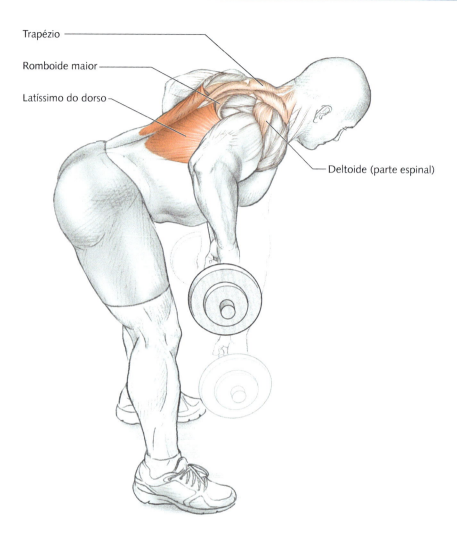

Execução

1. Fazendo uma pegada na barra afastada na largura dos ombros e com o dorso das mãos voltado para cima, incline o tronco para a frente em um ângulo de 45° com o chão.
2. Tracione a barra verticalmente para cima, até que ela toque a parte inferior do peito, mantendo a coluna vertebral reta e os joelhos ligeiramente dobrados.
3. Abaixe a barra até a posição inicial.

Músculos envolvidos

Primário: Latíssimo do dorso
Secundários: Eretor da espinha (iliocostal, longuíssimo, espinal), trapézio, romboides maior e menor, deltoide (parte espinal)

Enfoque anatômico

Espaçamento das mãos: O espaçamento das mãos com distância igual ou menor que a largura dos ombros mobiliza a parte central e interna dos latíssimos, enquanto uma pegada mais aberta mobiliza os latíssimos externos.

Pegada: Uma pegada na barra com o dorso das mãos voltado para baixo (supinada) facilita um espaçamento mais próximo das mãos, enfatizando a extensão dos ombros e mobilizando a parte central e interna dos latíssimos. Uma contribuição maior dos bíceps com a pegada com o dorso das mãos voltado para baixo proporciona força adicional durante a remada.

Trajetória: A mobilização da barra até um ponto mais elevado na direção do peito trabalhará o latíssimo do dorso superior e o trapézio. Se a trajetória da barra for mais baixa, fazendo contato com o abdome, serão trabalhados os latíssimos inferiores.

Posição do corpo: Mantenha a coluna vertebral reta. A região lombar jamais deve ficar arredondada na tentativa de elevar ainda mais a barra, porque esse movimento causará lesão.

VARIAÇÃO

Remada com barra em T

Essa variação exige menor esforço para a estabilização da posição do corpo durante a remada, porque uma das extremidades da barra gira (i. e., faz pivô) em um ponto fixo do chão. Fique em pé, voltado para a extremidade que contém o peso, com os pés posicionados a cada lado da barra. Com a coluna vertebral reta e os joelhos ligeiramente flexionados, levante a extremidade que contém o peso, utilizando para tanto o acoplamento na barra em T. Alguns aparelhos de remada possuem uma almofada peitoral inclinada para sustentação do tronco, minimizando a carga incidente na região lombar da coluna vertebral.

REMADA COM HALTERE

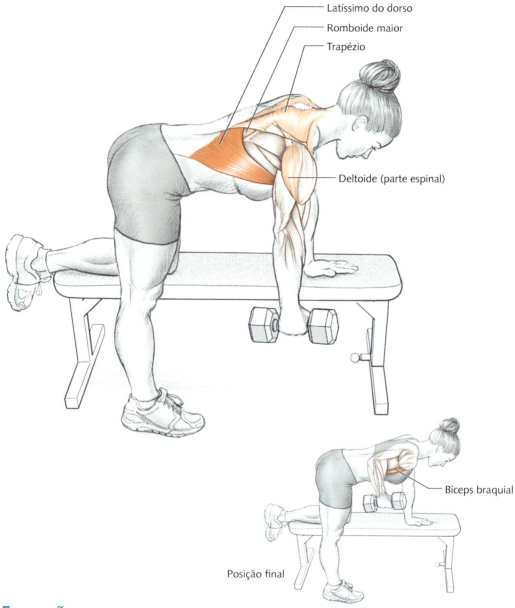

Latíssimo do dorso
Romboide maior
Trapézio
Deltoide (parte espinal)
Bíceps braquial
Posição final

Execução

1. Segure um haltere com a palma voltada para dentro. Repouse a outra mão e o joelho sobre um banco, mantendo a coluna vertebral reta e praticamente paralela ao chão.
2. Movimente o haltere verticalmente para cima ao longo do tronco, levantando o cotovelo até o nível mais alto possível.
3. Abaixe o haltere até a posição inicial.

Músculos envolvidos

Primário: Latíssimo do dorso
Secundários: Trapézio, romboides maior e menor, deltoide (parte espinal), eretor da espinha (iliocostal, longuíssimo, espinal), bíceps braquial

Enfoque anatômico

Pegada: Uma pegada neutra com o haltere paralelo ao tronco funciona melhor. O haltere tenderá a colidir contra seu tronco, se for tentada uma pegada pronada ou supinada.

Trajetória: A tração do haltere na direção do peito trabalha a parte superior do latíssimo do dorso e a parte ascendente do trapézio. O levantamento do haltere descrevendo uma trajetória mais baixa, na direção do abdome, trabalhará os latíssimos inferiores.

Amplitude de movimento: Maximize a amplitude de movimento alongando o latíssimo do dorso na parte baixa do exercício e elevando o cotovelo até onde for possível na parte alta do exercício.

Posição do corpo: Com o tronco apoiado no banco, fica reduzida a tensão incidente na coluna vertebral.

VARIAÇÃO

Remada com cabo, posição sentada, uso de um braço

Agarre o puxador de uma polia baixa com uma das mãos; nesse caso, você deve usar pegada neutra (polegares para cima). Tracione o puxador na direção do tórax, mantendo a coluna vertebral ereta. Retorne o puxador à posição inicial com o braço estendido. A execução de uma remada de braço com uma das mãos a cada vez permite que o cotovelo seja mais mobilizado para trás, e isso maximiza a contração muscular nos latíssimos do dorso.

REMADA COM APARELHO

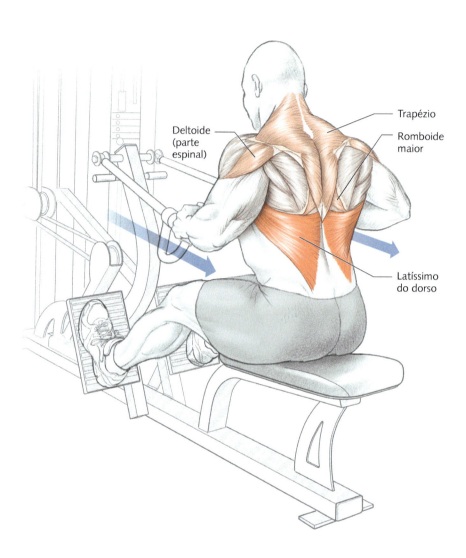

Execução

1. Agarre os puxadores do aparelho com os braços estendidos à frente do corpo. Se o aparelho tiver um encosto de peito, apoie o tronco contra o encosto.
2. Tracione os pegadores na direção da parte superior do abdome, mantendo a coluna vertebral reta.
3. Retorne o peso à posição inicial.

Músculos envolvidos

Primário: Latíssimo do dorso
Secundários: Trapézio, romboides maior e menor, deltoide (parte espinal)

Enfoque anatômico

Espaçamento das mãos: O maior espaçamento das mãos mobilizará os latíssimos externos, enquanto um espaçamento menor isolará os latíssimos internos.

Pegada: Uma pegada pronada (com o dorso das mãos voltado para cima) tende a visar os latíssimos superior e externo; uma pegada neutra (polegares apontando para cima) mobiliza a parte central das costas; uma pegada supinada (com o dorso das mãos voltado para baixo) trabalha os latíssimos inferiores. Com a mudança da pegada, de pronada para neutra e, enfim, para supinada, os cotovelos progressivamente vão se aproximando dos lados do corpo.

Trajetória: A tração dos pegadores descrevendo uma trajetória alta na direção do peito mobiliza o latíssimo do dorso superior e o trapézio, enquanto uma trajetória mais baixa na direção do abdome mobiliza os latíssimos inferiores. Ajuste a altura do assento para mudar a trajetória. Um assento mais alto cria uma trajetória baixa, e um assento mais baixo cria uma trajetória alta.

Amplitude de movimento: Mobilize os cotovelos o máximo possível para trás e contraia simultaneamente as escápulas, a fim de maximizar a contração muscular.

Posição do corpo: A carga ao longo da coluna vertebral fica diminuída quando o tronco fica apoiado contra um encosto de peito.

EXTENSÃO LOMBAR

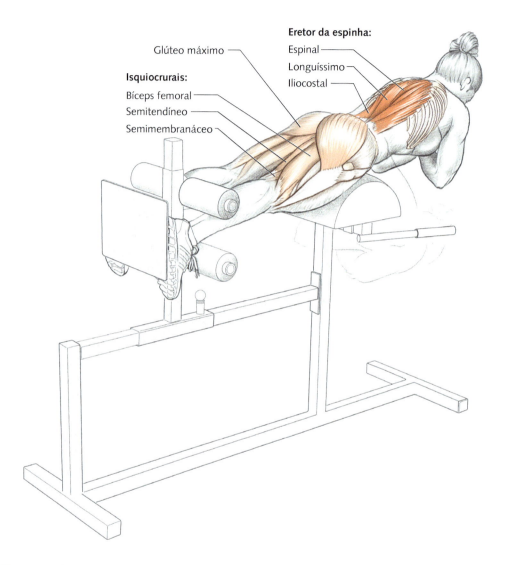

Execução

1. Fique deitado com o rosto voltado para o chão, com os quadris apoiados no banco e tornozelos fixados sob as almofadas.
2. Comece com o tronco pendendo para baixo, com flexão de 90° na cintura.
3. Eleve a parte superior do corpo até que o tronco esteja um pouco acima da posição de paralelismo com o chão.

Músculos envolvidos

Primário: Eretor da espinha (iliocostal, longuíssimo, espinal)
Secundários: Latíssimo do dorso, glúteo máximo, isquiocrurais (semitendíneo, semimembranáceo, bíceps femoral)

Enfoque anatômico

Posição das mãos: As mãos podem estar entrelaçadas atrás da região lombar, ou dobradas sobre o peito.
Resistência: Acrescente resistência segurando um disco de peso contra a frente do peito.
Trajetória: O movimento pode ser executado em um ângulo inclinado (ver Variações).
Amplitude de movimento: O tronco deve se movimentar para cima e para baixo, descrevendo um arco de aproximadamente 90°. Evite fazer hiperextensão da coluna vertebral. Os músculos eretores funcionam na estabilização e retificação da coluna vertebral, enquanto o glúteo máximo e os isquiocrurais geram extensão do quadril durante esse movimento.

VARIAÇÕES

Extensão lombar com o corpo inclinado

A execução do movimento em um plano inclinado, com os quadris apoiados em um ponto elevado e os tornozelos mais próximos do chão, facilita o exercício. A desvantagem é que a posição inclinada transfere o enfoque para os músculos lombares, fazendo os músculos das nádegas e os isquiocrurais trabalharem.

Extensão lombar em aparelho

Também é possível executar o exercício na posição sentada em um aparelho de extensão lombar que proporcione resistência variável. Para evitar lesão, não faça movimentos exagerados com a coluna vertebral (flexão excessiva para a frente, extensão excessiva para trás).

LEVANTAMENTO-TERRA

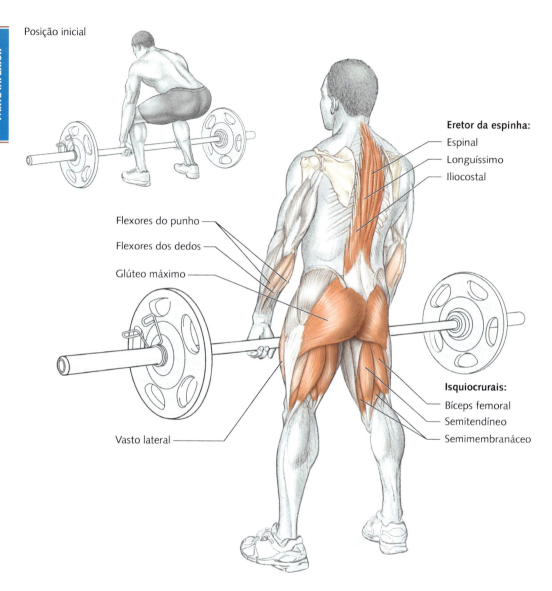

Execução

1. Faça uma pegada com afastamento igual à largura dos ombros e com o dorso das mãos voltado para cima; com os braços estendidos, agache, flexionando joelhos e quadris.
2. Mantendo a coluna vertebral reta e os cotovelos bloqueados, fique em pé, ereto, levantando a barra até o nível dos quadris.
3. Lentamente, abaixe a barra até o chão flexionando os joelhos e os quadris.

Músculos envolvidos

Primários: Eretor da espinha (iliocostal, longuíssimo, espinal), glúteo máximo, isquiocrurais (semitendíneo, semimembranáceo, bíceps femoral)

Secundários: Trapézio, latíssimo do dorso, quadríceps femoral (reto femoral, vasto lateral, vasto medial e vasto intermédio), antebraços (flexores do punho e dos dedos)

Enfoque anatômico

Espaçamento das mãos: As mãos devem ficar com espaçamento igual à largura dos ombros, de modo que os braços fiquem pendendo verticalmente e as mãos se movimentem ao longo da parte externa das coxas.

Pegada: Uma pegada do tipo para cima-para baixo (i. e., com uma palma voltada para a frente e a outra voltada para trás) impede o rolamento da barra.

Postura: Posicione os pés diretamente abaixo dos quadris, com os dedos apontando diretamente para a frente.

Trajetória: A barra deve se deslocar diretamente para cima e para baixo, junto ao corpo.

Amplitude de movimento: A barra é levantada do chão até a parte superior das coxas, com os braços estendidos e os cotovelos bloqueados. Durante esse movimento, os músculos eretores da espinha trabalham na estabilização e retificação da coluna vertebral, enquanto os músculos glúteo máximo e isquiocrurais geram extensão do quadril. Mantenha a coluna vertebral reta ao longo de todo o movimento; não arredonde a região lombar para a frente, nem estenda a coluna vertebral demasiadamente para trás.

VARIAÇÕES

Levantamento-terra com pernas rígidas

A execução do levantamento-terra com pernas rígidas transfere o enfoque da região lombar para os músculos das nádegas e isquiocrurais. Ver Capítulo 5 para instruções.

Levantamento-terra estilo sumô

A execução do levantamento com os pés afastados além da largura do quadril enfatiza os músculos das coxas.

LEVANTAMENTO-TERRA EM APARELHO

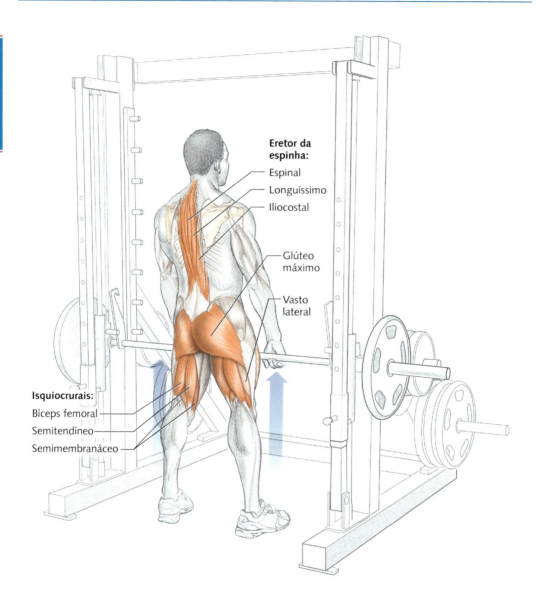

Execução

1. Em pé, segure a barra de um aparelho Smith com os braços estendidos; use pegada pronada com as mãos afastadas na largura dos ombros.
2. Incline-se para a frente dobrando a cintura e abaixe a barra, mantendo a coluna vertebral reta e os cotovelos rígidos.
3. Levante a barra de volta à posição inicial.

Músculos envolvidos

Primários: Eretor da espinha (iliocostal, longuíssimo, espinal), glúteo máximo, isquiocrurais (semitendíneo, semimembranáceo, bíceps femoral)

Secundários: Trapézio, latíssimo do dorso, quadríceps femoral (reto femoral, vasto lateral, vasto medial, vasto intermédio)

Enfoque anatômico

Resistência: O aparelho Smith permite um plano único de movimento vertical que pode ajudar no enfoque do esforço durante o exercício.

Espaçamento das mãos: As mãos devem estar afastadas na largura dos ombros, de modo que os braços fiquem pendendo verticalmente e as mãos se movimentem ao longo da parte externa das coxas.

Pegada: A pegada pronada mantém a barra do aparelho Smith na posição destravada; com isso, as travas da barra permanecem liberadas das colunas.

Postura: Posicione os pés diretamente abaixo dos quadris, com os dedos apontando diretamente para a frente.

Trajetória: A barra deve se deslocar diretamente para cima e para baixo, e deve ficar junto ao corpo.

Posição do corpo: Uma leve flexão dos joelhos ajuda na execução. Mantenha a coluna vertebral ereta durante todo o movimento. Não curve a região lombar para a frente, nem projete a coluna vertebral demasiadamente para trás.

Amplitude de movimento: Movimente a barra para baixo, desde o nível dos quadris até além dos joelhos, retornando em seguida ao ponto inicial. Os braços devem permanecer estendidos, com os cotovelos bloqueados. Durante esse movimento, os músculos eretores da espinha estabilizam e retificam a coluna vertebral, ao passo que o glúteo máximo e os isquiocrurais geram extensão dos quadris.

VARIAÇÃO

Tração de peso entre as pernas, com cabo

Fique em pé de costas para uma polia baixa e faça o levantamento utilizando uma barra curta com o cabo passando entre as pernas.

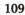

LEVANTAMENTO "BOM-DIA"

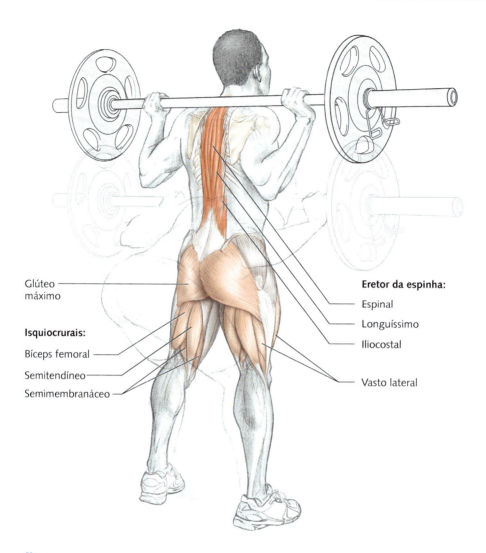

Execução

1. Fique em pé em uma posição ereta com uma barra repousando nos ombros.
2. Mantendo a coluna vertebral reta e os joelhos rígidos (estendidos ou ligeiramente dobrados), incline-se para a frente (use a cintura) até que o tronco esteja um pouco acima da posição paralela ao chão.
3. Levante o tronco de volta à posição ereta.

Músculos envolvidos

Primário: Eretor da espinha (iliocostal, longuíssimo, espinal)
Secundários: Latíssimo do dorso, glúteo máximo, isquiocrurais (semitendíneo, semimembra-náceo, bíceps femoral)

Enfoque anatômico

Pegada: Coloque as mãos um pouco mais afastadas do que a distância entre os ombros; use uma pegada com o dorso das mãos voltado para cima para segurar o haltere sobre os ombros.
Trajetória: Uma ligeira flexão dos joelhos ajuda na execução.
Amplitude de movimento: O tronco deve se movimentar para cima e para baixo percorrendo um arco de aproximadamente 90°. Mantenha a coluna vertebral reta e a cabeça para cima, e evite encurvar o tronco até o nível abaixo do plano paralelo ao chão. Durante esse movimento, os músculos eretores da espinha trabalham para estabilizar e retificar a coluna vertebral, enquanto os músculos glúteo máximo e isquiocrurais geram extensão dos quadris.

VARIAÇÃO

Levantamento com aparelho

O exercício pode ser executado na posição sentada; a resistência é proporcionada por uma almofada posicionada transversalmente à parte superior das costas.

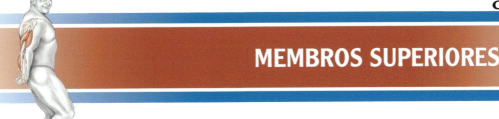

CAPÍTULO 4
MEMBROS SUPERIORES

O membro superior está dividido em braço e antebraço. O braço é composto por um osso, o úmero, enquanto o antebraço consiste em dois ossos, o rádio (localizado no lado do polegar) e a ulna (no lado do dedo mínimo). O cotovelo é uma articulação em gínglimo (i. e., como uma dobradiça) formada pela junção entre o úmero, o rádio e a ulna. Na articulação do cotovelo ocorrem dois movimentos: flexão e extensão. Durante a flexão do cotovelo, o antebraço se movimenta na direção do braço. Durante a extensão, o antebraço se afasta do braço. Também ocorre movimento no antebraço quando o rádio faz rotação em torno da ulna. Ocorrem supinação (palma da mão voltada para cima) e pronação (palma da mão voltada para baixo) entre as articulações radioulnares. A articulação do punho é a junção entre a extremidade distal dos ossos do antebraço e os pequenos ossos da mão.

Bíceps

Como seu nome sugere, o músculo bíceps braquial possui duas cabeças. A cabeça curta se fixa ao processo coracoide, e a cabeça longa tem origem em um local acima do glenoide da articulação do ombro. O músculo com suas duas cabeças avança ao longo do úmero, inserindo-se cerca de 4 cm abaixo da articulação do cotovelo, em uma tuberosidade existente no lado interno do osso rádio. O bíceps promove flexão na articulação do cotovelo, elevando a mão na direção do rosto. O bíceps também promove supinação do antebraço, fazendo a rotação da mão de modo que a palma fica voltada para cima.

Além do bíceps, dois outros músculos flexionam o cotovelo: braquial e braquiorradial. O músculo braquial se situa por baixo do bíceps, de forma profunda, tendo origem na metade inferior do úmero e inserindo-se na ulna, em um ponto imediatamente abaixo da articulação do cotovelo. Assim, o braquial levanta a ulna ao mesmo tempo em que o bíceps levanta o rádio. O músculo braquiorradial tem origem no aspecto externo da extremidade inferior do úmero e, em seguida, avança pelo antebraço até inserir-se no rádio, em um ponto imediatamente acima da articulação do punho.

Tríceps

O músculo tríceps braquial possui três cabeças, ou seções. A cabeça longa tem origem por baixo da cavidade glenoidal da articulação do ombro, a cabeça lateral (externa) tem origem na superfície externa do úmero, e a cabeça medial (interna) tem origem nas superfícies medial e posterior do úmero. Todas as três cabeças se fundem em suas extremidades inferiores, formando um tendão único que se fixa por trás da articulação do cotovelo no olécrano. O tríceps promove a extensão do cotovelo, movimentando a mão em afastamento do rosto. O tríceps é o único músculo que retifica a articulação do cotovelo, enquanto três músculos (bíceps, braquial e braquiorradial) dobram o cotovelo. Todas as três cabeças do músculo tríceps atravessam (i. e., vão além) a articulação do cotovelo, mas a cabeça longa também atravessa a articulação do ombro.

Antebraço

O antebraço é um complexo de cerca de 20 músculos diferentes. Possui dois compartimentos musculares distintos: o grupo dos flexores, no lado palmar e o grupo dos extensores, no outro lado. As partes musculares carnosas de praticamente todos esses músculos estão localizadas nos dois terços superiores do antebraço.

Os músculos do antebraço estão divididos de forma quase igual entre aqueles que promovem movimentos do punho e aqueles que movimentam os dedos e o polegar. Os flexores e extensores do *punho* são superficiais (por baixo da pele), ao passo que os flexores e extensores dos *dedos* são profundos (junto ao osso). O grupo superficial de flexores e extensores do punho cruza tanto as articulações do punho como as do cotovelo; assim esse grupo muscular sofre maior

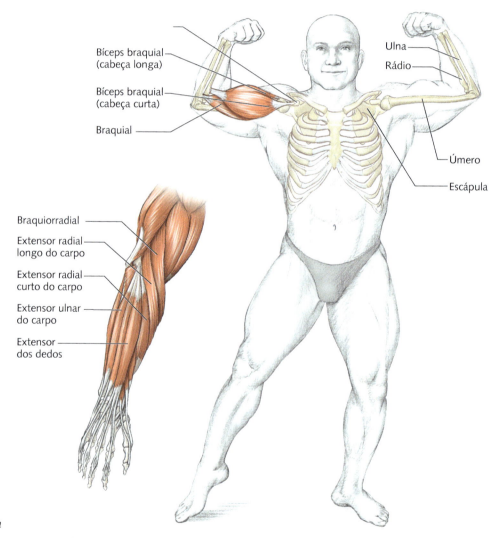

a

Figura 4.1 Exibição dos membros superiores: (*a*) vista frontal; (*b*) vista lateral.

alongamento durante a realização de roscas de punho com a articulação do cotovelo reta. Os flexores do punho são o palmar longo, flexor radial do carpo e flexor ulnar do carpo. Os extensores do punho são o extensor radial longo do carpo, extensor radial curto do carpo e extensor ulnar do carpo.

Os flexores dos dedos são o flexor superficial dos dedos, flexor profundo dos dedos e flexor longo do polegar. Os extensores dos dedos são o extensor dos dedos, extensor longo do polegar, extensor curto do polegar e extensor do dedo indicador.

A supinação, ou rotação da mão de modo que a palma fique voltada para cima, é efetuada por músculos supinadores e pelo bíceps braquial. A pronação, ou rotação da mão de modo que a palma fique voltada para baixo, é realizada pelo pronador redondo e pelo pronador quadrado.

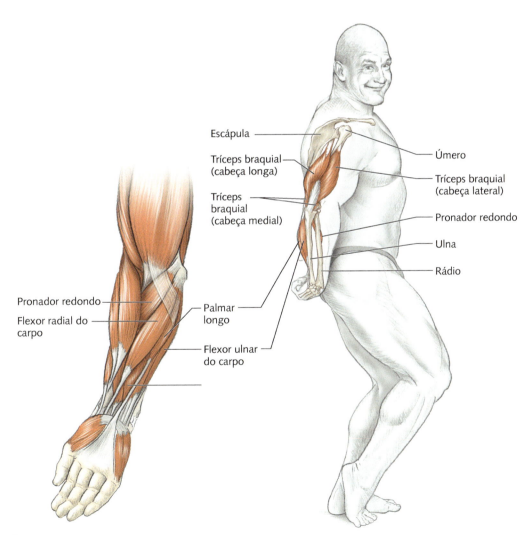

b

ROSCA DIRETA COM BARRA

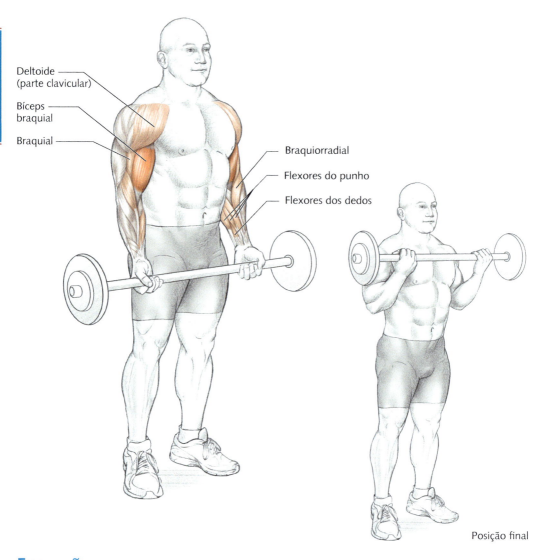

Posição final

Execução

1. Segure o haltere com os braços estendidos; pegada com afastamento igual à distância entre os ombros e com o dorso das mãos voltado para baixo.
2. Leve o haltere até o nível dos ombros; para tanto, flexione os cotovelos.
3. Abaixe o haltere de volta à posição inicial, com os braços na posição estendida.

Músculos envolvidos

Primário: Bíceps braquial
Secundários: Braquial, braquiorradial, deltoide (parte clavicular), músculos do antebraço (flexores do punho, flexores dos dedos)

Enfoque anatômico

Espaçamento das mãos: A pegada mais aberta concentra o esforço na região interna do bíceps (cabeça curta), ao passo que a pegada fechada trabalha a parte externa do bíceps (cabeça longa).

Pegada: Com uma barra reta, a pegada com o dorso das mãos voltado para baixo fica fixada em supinação (palmas das mãos voltadas para cima). A pegada pode ser ajustada, se for utilizada uma barra EZ (ver seção de Variação).

Trajetória: A barra deve se mover para cima e para baixo em um arco próximo ao corpo. Para isolar o bíceps braquial, o movimento deve ocorrer no cotovelo e não no ombro.

Amplitude de movimento: A interrupção do movimento alguns graus antes da completa extensão dos cotovelos mantém a tensão no bíceps durante a descida do haltere.

Posição do corpo: Em pé, corpo ereto, com a coluna vertebral reta. Frequentemente usa-se a inclinação do tronco como método de "trapaça" no lançamento do peso para cima com o uso do impulso. Uma leve inclinação para a frente facilita a fase inicial da flexão de braços. Uma leve inclinação para trás ajuda a completar a fase final da repetição.

VARIAÇÃO

Rosca com barra EZ

A execução da rosca direta com uma barra EZ muda a pegada. Da pegada completamente supinada (palmas das mãos voltadas para cima) as mãos trocam para uma pegada menos supinada, praticamente neutra (palmas das mãos voltadas para dentro). Essa posição das mãos enfatiza a cabeça longa (externa) do bíceps e o braquial, sendo menos árdua para a articulação do punho.

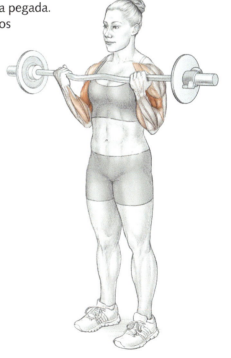

ROSCA DIRETA COM HALTERES

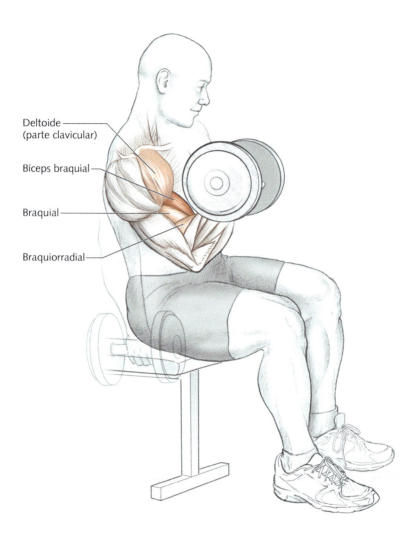

Deltoide (parte clavicular)
Bíceps braquial
Braquial
Braquiorradial

Execução

1. Sente-se na extremidade de um banco, com os pés apoiados no chão. Segure um par de halteres à distância do braço estendido, um de cada lado do corpo, com os polegares apontando para a frente.
2. Movimentando um braço de cada vez, movimente o haltere para cima, na direção do ombro, girando a mão de modo que a palma fique voltada para cima.
3. Abaixe o haltere de volta à posição inicial e repita com o outro braço.

Músculos envolvidos

Primário: Bíceps braquial
Secundários: Braquial, braquiorradial, deltoide (parte clavicular), músculos do antebraço (flexores do punho, flexores dos dedos)

Enfoque anatômico

Pegada: A rosca com o haltere trabalha o bíceps de duas formas: flexão do cotovelo e supinação do antebraço. Assim, para que a contração do bíceps seja maximizada, realize supinação da mão (palma voltada para cima) enquanto o haltere é levantado.

Espaçamento das mãos: Em vez de agarrar o haltere no meio da barra, deslize a palma da mão de modo que o polegar fique repousando contra o lado interno do disco do haltere. Essa mudança de pegada aumenta a carga sobre o bíceps durante a supinação, ativando mais fibras musculares durante a rotação do haltere.

Trajetória: Posicione o tronco na vertical, com a coluna vertebral reta. Frequentemente utiliza-se uma inclinação do tronco como método de "trapaça" no lançamento do peso para cima com o uso do impulso. A ligeira inclinação para a frente facilita a fase inicial do exercício de rosca. A ligeira inclinação para trás ajuda a completar a fase final da repetição.

Amplitude de movimento: Utilize completa amplitude de movimento no cotovelo.

VARIAÇÕES

Rosca direta com halteres, posição em pé

Este exercício pode ser executado na posição em pé, mas isso exige esforço muscular nas pernas. A versão sentada do exercício (ilustrada) permite melhor enfoque.

Rosca inclinada com halteres

Quando o exercício é executado com a pessoa sentada em um banco inclinado, o esforço se concentra na parte inferior do bíceps, perto do cotovelo.

ROSCA CONCENTRADA

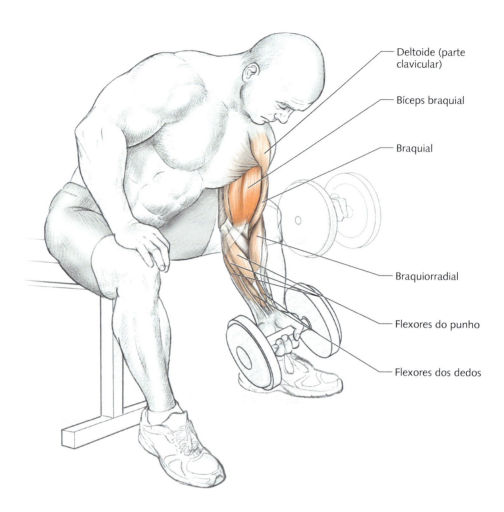

Execução

1. Sente-se na extremidade de um banco. Segure o haltere com o braço estendido; apoie o braço contra a parte interna da coxa. Posicione a mão livre na outra coxa.
2. Faça o exercício de rosca com o haltere na direção do ombro, flexionando o cotovelo.
3. Abaixe o haltere de volta à posição inicial.

Músculos envolvidos

Primário: Bíceps braquial
Secundários: Braquial, braquiorradial, músculos do antebraço (flexores do punho, flexores dos dedos)

Enfoque anatômico

Pegada: A pegada com o dorso das mãos voltado para baixo posiciona a mão em supinação; assim, maximiza a contração do bíceps.

Trajetória: A posição do braço propriamente dito (com relação ao chão) muda o enfoque do esforço. Quando o braço está vertical (ombro diretamente acima do cotovelo), a resistência aumenta com a elevação do haltere e o esforço se concentra na parte superior do bíceps (i. e., pico). Com o braço em um ângulo inclinado (cotovelo à frente do ombro), a resistência no início do exercício é máxima. Assim, o efeito é direcionado para a seção inferior do bíceps no cotovelo.

Amplitude de movimento: O repouso do braço contra a coxa impede o movimento no ombro, sendo um modo excelente de isolar o bíceps.

Posição do corpo: O tronco deve permanecer imóvel, apoiado pela mão livre sobre a coxa oposta.

VARIAÇÃO

Rosca com cabo, uso de um braço

Você também pode executar uma rosca concentrada utilizando um pegador em D preso a uma polia baixa.

ROSCA COM CABO

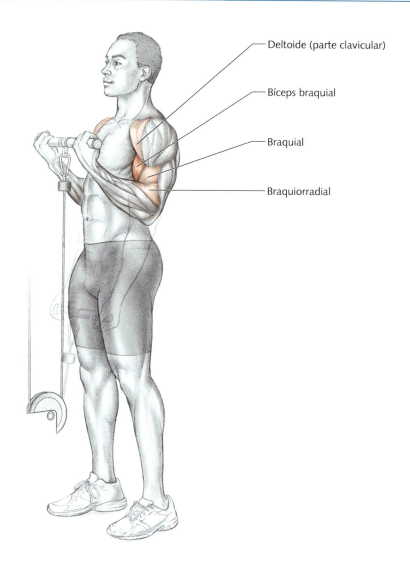

Execução

1. Agarre a barra curta presa a uma polia baixa, utilizando uma pegada com o dorso das mãos voltado para baixo e com os braços estendidos.
2. Levante a barra na direção dos ombros, flexionando os cotovelos.
3. Abaixe o peso de volta à posição inicial, braços na posição estendida.

Músculos envolvidos

Primário: Bíceps braquial
Secundários: Braquial, braquiorradial, deltoide (parte clavicular), músculos do antebraço (flexores do punho, flexores dos dedos)

Enfoque anatômico

Espaçamento das mãos: A pegada mais aberta que a largura dos ombros concentra o esforço na parte interna do bíceps (cabeça curta), ao passo que a pegada fechada trabalha a parte externa do bíceps (cabeça longa).

Pegada: Usando uma barra reta, a pegada com o dorso das mãos voltado para baixo é fixada em supinação (palmas das mãos voltadas para cima). Usando uma barra EZ, a pegada muda da posição de completa supinação para uma pegada menos supinada, praticamente neutra (palmas das mãos voltadas para dentro). Essa posição das mãos é menos desgastante na articulação do punho e tende a enfatizar a parte externa (cabeça longa) do bíceps e o músculo braquial.

Posição do corpo: Fique em pé, em uma posição ereta e com a coluna vertebral reta.

Amplitude de movimento: A fixação dos cotovelos contra os lados do corpo impede o movimento no ombro, sendo um modo excelente de isolar o bíceps.

Resistência: Ao contrário das roscas com barra ou com halteres, em que a resistência varia durante o levantamento, o uso do cabo e da polia proporciona uma resistência uniforme ao longo de todo o movimento.

VARIAÇÕES

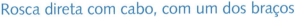

Rosca com polia alta

Agarre os pegadores em D presos a duas polias altas utilizando pegada com o dorso das mãos voltado para baixo, e fique a meio-caminho entre as polias. Com os braços mantidos no nível dos ombros, faça a rosca com os pegadores na direção da cabeça. Esta versão enfatiza a cabeça longa do bíceps e trabalha o bíceps no pico.

Rosca direta com cabo, com um dos braços

Faça o exercício com um braço a cada vez, utilizando um pegador em D preso a uma polia baixa.

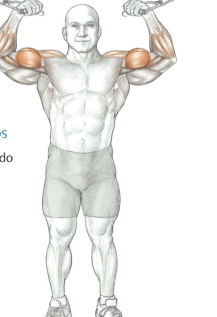

ROSCA SCOTT

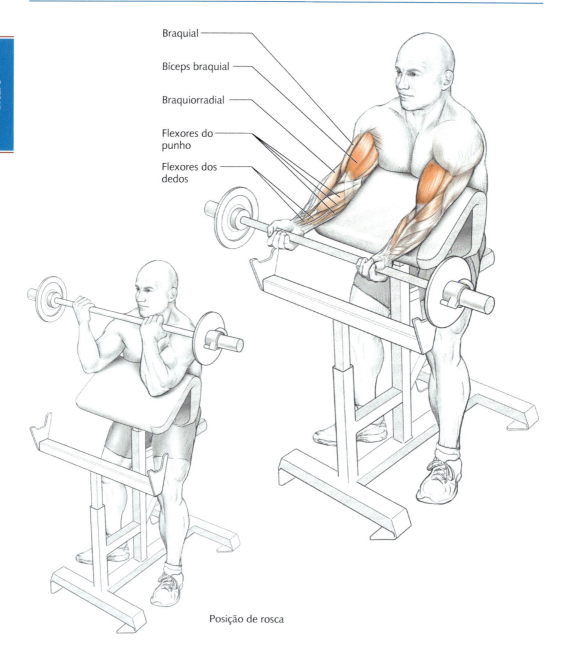

Posição de rosca

Execução

1. Sente-se com os braços repousando no banco de Scott e faça a pegada na barra com o dorso das mãos voltado para baixo e na mesma distância dos ombros; braços retos, voltados para fora.
2. Flexionando os cotovelos, movimente a barra na direção dos ombros.
3. Abaixe o peso de volta à posição inicial com os braços estendidos.

Músculos envolvidos

Primário: Bíceps braquial
Secundários: Braquial, braquiorradial, músculos do antebraço (flexores do punho, flexores dos dedos)

Enfoque anatômico

Espaçamento das mãos: A pegada aberta concentra o esforço na parte interna do bíceps (cabeça curta), ao passo que a pegada fechada trabalha a parte externa do bíceps (cabeça longa).
Pegada: Usando uma barra reta, a pegada com o dorso das mãos voltado para baixo fixa-se em supinação (palmas das mãos voltadas para cima). É possível ajustar a pegada usando uma barra EZ (ver seção Variação).
Trajetória: Com os braços apoiados em um ângulo inclinado, a resistência é máxima no início do exercício; portanto, o esforço fica orientado para a seção inferior do bíceps, perto do cotovelo.
Amplitude de movimento: O repouso dos braços no banco impede o movimento dos ombros e, assim, ajuda a isolar o bíceps. Se o movimento for interrompido alguns graus antes da completa extensão do cotovelo, isso manterá a tensão no bíceps durante a descida do haltere.
Posição do corpo: Ajuste a altura do assento, de modo que a axila fique confortavelmente contra a margem superior da almofada.

VARIAÇÃO

Rosca Scott com barra EZ

Com o uso de uma barra EZ, a pegada muda da posição de completa supinação (palmas das mãos voltadas para cima) para uma pegada menos supinada, praticamente neutra (palmas das mãos voltadas para dentro). Essa posição das mãos tende a concentrar o esforço na parte externa (cabeça longa) do bíceps e no músculo braquial, sendo menos desgastante para a articulação do punho.

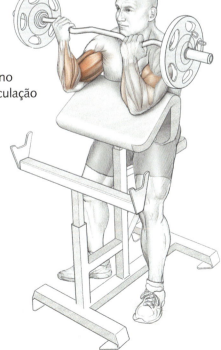

ROSCA SCOTT COM HALTERE

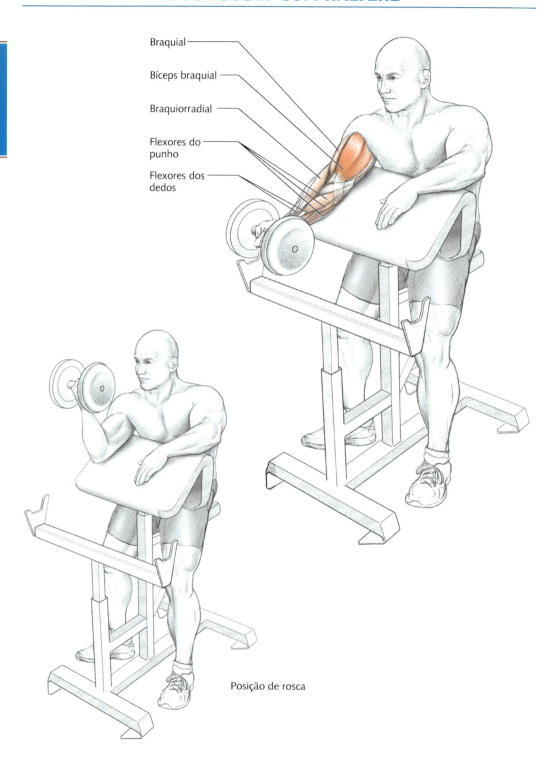

Braquial
Bíceps braquial
Braquiorradial
Flexores do punho
Flexores dos dedos

Posição de rosca

Execução

1. Na posição sentada com o braço repousando em um banco de Scott, segure um haltere com uma das mãos e com o braço estendido.
2. Movimente o braço para cima, com o haltere na direção do ombro, com a flexão do cotovelo.
3. Abaixe o haltere de volta à posição inicial.

Músculos envolvidos

Primário: Bíceps braquial
Secundários: Braquial, braquiorradial, músculos do antebraço (flexores do punho, flexores dos dedos)

Enfoque anatômico

Resistência: A execução do exercício com um dos braços a cada vez com um haltere melhora o foco e o isolamento.

Pegada: A pegada supinada (palma da mão voltada para cima) posiciona a mão em supinação e, com isso, maximiza a contração do bíceps braquial.

Trajetória: Quando o braço fica apoiado em um ângulo inclinado, a resistência é máxima no início do exercício; assim, o esforço fica direcionado para a seção inferior do bíceps braquial, perto do cotovelo.

Amplitude de movimento: O descanso do braço sobre o banco evita que o ombro se movimente e, assim, ajuda a isolar o bíceps braquial. Se o exercício for interrompido alguns graus antes da extensão completa do cotovelo, isso manterá a tensão no bíceps braquial quando o peso for baixado.

Posição do corpo: Ajuste a altura do assento para que a axila encaixe na borda superior da almofada.

ROSCA EM APARELHO

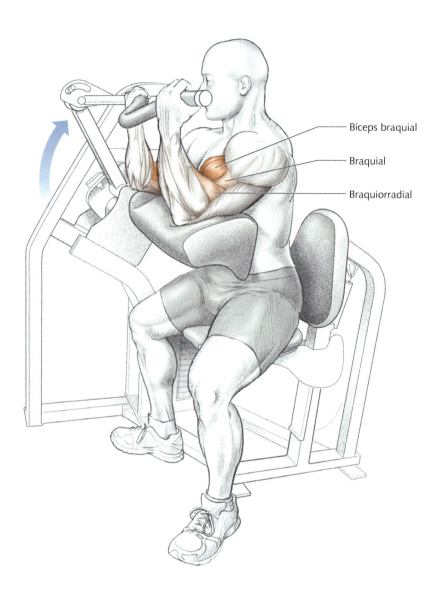

Execução

1. Segure a barra usando uma pegada com o dorso das mãos voltado para baixo e na largura dos ombros, com os cotovelos repousando na almofada e braços retos, voltados para fora.
2. Tracione a barra na direção dos ombros, flexionando os cotovelos.
3. Retorne a barra à posição de braços estendidos.

Músculos envolvidos

Primário: Bíceps braquial
Secundários: Braquial, braquiorradial, músculos do antebraço (flexores do punho, flexores dos dedos)

Enfoque anatômico

Espaçamento das mãos: A pegada aberta concentra o esforço na parte interna do bíceps (cabeça curta), enquanto a pegada fechada trabalha a parte externa do bíceps (cabeça longa).
Pegada: Uma barra angulada é menos desgastante para a articulação do punho.
Trajetória: Dependendo do modelo do aparelho, uma almofada inclinada para o braço concentrará o esforço na parte inferior do bíceps.
Amplitude de movimento: O esforço se concentra no bíceps inferior durante a fase inicial do exercício de rosca, transferindo-se então para o bíceps médio (pico) durante o levantamento do peso.
Resistência: Ao contrário das roscas diretas com barra ou halteres, em que a resistência varia durante o levantamento, o aparelho proporciona resistência uniforme ao longo de todo o movimento.

VARIAÇÕES

Rosca direta em aparelho, uso de almofada horizontal

Ao utilizar uma almofada horizontal, o esforço se concentrará no pico do bíceps, contrastando com a almofada inclinada para o braço.

Rosca direta em aparelho, uso de um braço

A execução do exercício com um braço de cada vez melhora o enfoque e o isolamento.

PUXADA PARA TRÍCEPS

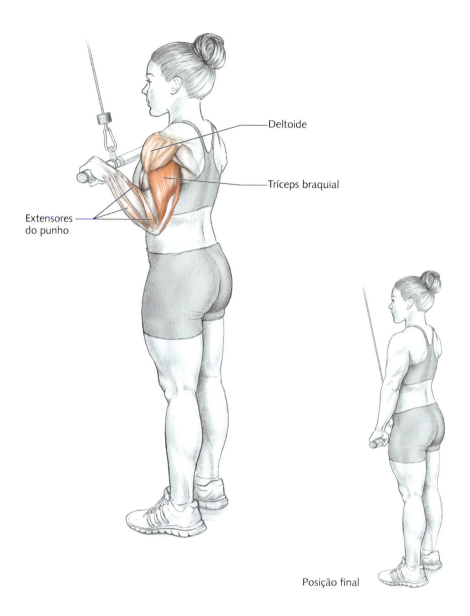

Posição final

Execução

1. Faça a pegada com o dorso das mãos voltado para cima e na largura dos ombros em uma barra curta presa a uma polia alta.
2. Comece com a barra no nível do peito, cotovelos dobrados um pouco mais do que 90°.
3. Mantendo os braços estendidos, tracione a barra para baixo até que os cotovelos fiquem bloqueados.

Músculos envolvidos

Primário: Tríceps braquial
Secundários: Deltoide, músculos do antebraço (extensores do punho)

Enfoque anatômico

Espaçamento das mãos: A pegada aberta concentra o esforço na parte interna do tríceps (cabeça longa) enquanto a pegada fechada concentra o esforço na parte externa do tríceps (cabeça lateral).

Pegada: Utilizando uma barra reta, uma pegada pronada (palmas das mãos voltadas para baixo) enfatiza a parte externa (cabeça lateral) do tríceps enquanto uma pegada supinada (palmas das mãos voltadas para cima) concentra o esforço na parte interna (cabeça longa). Uma barra angulada em forma de V faz com que as mãos assumam uma pegada neutra (polegares apontando para cima), trabalhando igualmente todas as três cabeças do tríceps.

Trajetória: Com os braços perpendiculares ao chão, a parte externa do tríceps (cabeça lateral) contribui para o movimento. Se o exercício for executado com os braços elevados e paralelos ao chão, o esforço ficará concentrado na parte interna do tríceps (cabeça longa).

Amplitude de movimento: A fixação dos braços contra os lados do corpo impede o movimento no ombro, sendo um modo excelente de isolar o tríceps. O movimento deve ocorrer apenas no cotovelo.

Resistência: Ao contrário dos exercícios com barra ou halteres, em que a resistência varia durante o levantamento, o cabo proporciona resistência uniforme ao longo de todo o movimento.

Posição do corpo: Em pé, ereto, com a coluna vertebral reta: esta é a posição-padrão. Se forem utilizados grandes pesos, a leve inclinação do tronco para a frente, com a cintura, proporcionará mais estabilidade.

VARIAÇÕES

Puxada para tríceps com corda

O ponto de pegada da corda permite uma pronação vigorosa no punho, o que mobiliza a parte externa (cabeça lateral) do tríceps.

Puxada para tríceps com pegada invertida

A pegada invertida (com o dorso das mãos voltado para baixo) concentra o esforço na parte interna (cabeça longa) do tríceps.

Puxada para tríceps com um dos braços

A execução do exercício com um braço de cada vez com o pegador em D, utilizando pegada com o dorso das mãos voltado para cima ou para baixo, concentra o esforço e melhora o isolamento.

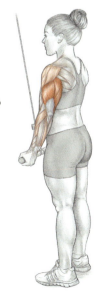

FLEXÃO DE BRAÇOS EM BARRAS PARALELAS

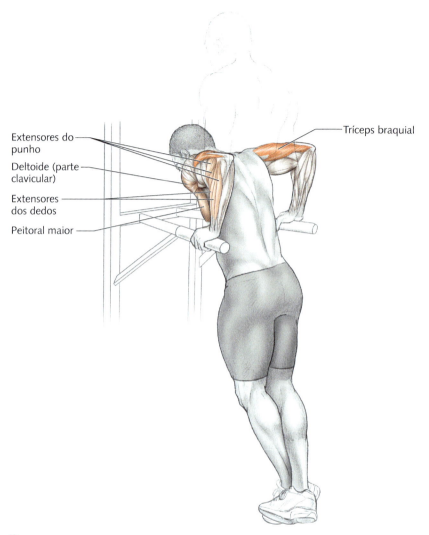

Execução

1. Segure as barras paralelas e levante o corpo até que os braços fiquem completamente estendidos.
2. Dobre os cotovelos e, lentamente, abaixe o corpo até que os braços fiquem paralelos ao chão; mantenha o tronco ereto.
3. Impulsione o corpo para cima, retificando os braços até que ocorra bloqueio dos cotovelos.

Músculos envolvidos

Primário: Tríceps braquial
Secundários: Peitoral maior, deltoide (parte clavicular), músculos do antebraço (extensores do punho, extensores dos dedos)

Enfoque anatômico

Espaçamento das mãos: Quando o aparelho permite, a pegada aberta concentra o esforço na parte interna do tríceps (cabeça longa) enquanto a pegada fechada concentra o esforço na parte externa do tríceps (cabeça lateral).

Pegada: A pegada-padrão, palmas voltadas para dentro com os polegares apontando para a frente, mobiliza todas as três cabeças do tríceps, com ênfase na parte interna (cabeça longa). A inversão da pegada (de modo que as palmas das mãos ficam voltadas para fora, com os polegares apontando para trás) transfere a maior parte do esforço para a parte externa do tríceps (cabeça longa).

Trajetória: Mantenha os cotovelos junto às laterais do corpo; isso ajudará a isolar o tríceps. Cotovelos muito abertos permitirão que os músculos do tórax ajudem no movimento.

Amplitude de movimento: Para isolar o tríceps, o movimento deverá ocorrer principalmente nos cotovelos; assim, faça com que o ombro se movimente o mínimo possível.

Posição do corpo: Para concentrar o esforço no tríceps, mantenha o corpo ereto. A inclinação para a frente faz com que os músculos do tórax trabalhem mais.

Resistência: A resistência é proporcionada pelo peso do corpo, não sendo facilmente ajustada. Você pode aumentar a resistência usando um cinto com pesos em torno do quadril.

VARIAÇÃO

Flexão de braços em aparelho

A execução do exercício na posição sentada, em um aparelho específico para flexão de braços com barras paralelas em que a resistência é ajustável, facilita o enfoque do esforço no tríceps. Todas as dicas mencionadas anteriormente para este exercício em barras paralelas também se aplicam à variação com aparelho.

EXTENSÃO DO TRÍCEPS, POSIÇÃO DEITADA

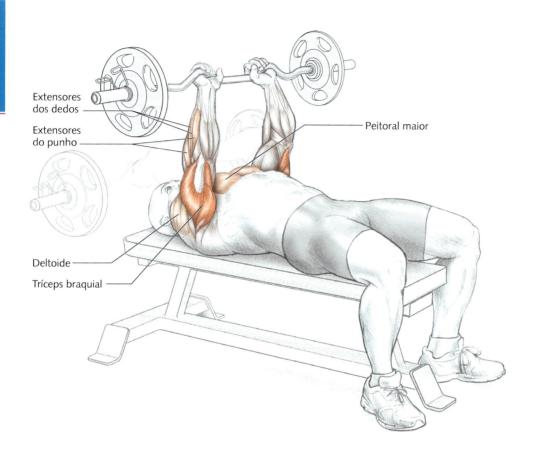

Execução

1. Deitado em um banco horizontal, segure uma barra com os braços estendidos acima de seu peito; use pegada fechada, com o dorso das mãos voltado para cima, e com as mãos afastadas em aproximadamente 15 cm.
2. Flexione os cotovelos e abaixe a barra até tocar a testa.
3. Impulsione a barra para cima, até que ocorra extensão total dos cotovelos.

Músculos envolvidos

Primário: Tríceps braquial
Secundários: Peitoral maior, deltoide, músculos do antebraço (extensores do punho, extensores dos dedos

Enfoque anatômico

Espaçamento das mãos: A pegada aberta enfatiza a parte interna do tríceps (cabeça longa), enquanto a pegada fechada objetiva a parte interna do tríceps (cabeça lateral). Mantenha os cotovelos fechados e não permita que se abram para os lados.

Pegada: Utilizando uma barra reta, o exercício pode ser executado com uma pegada com o dorso das mãos voltado para cima (pronada) ou para baixo (supinada). Utilizando uma barra EZ ou halteres (ver seção Variações), será preciso uma pegada neutra. A pegada com o dorso das mãos voltado para cima trabalha a cabeça interna (longa), a pegada com o dorso das mãos voltado para baixo enfatiza a parte externa (cabeça lateral) e a pegada neutra trabalha as três cabeças do tríceps.

Trajetória: A posição vertical do braço alonga a cabeça interna (longa) do tríceps; portanto, este exercício mobiliza essa seção do músculo. O abaixamento da barra além da testa, na direção do banco, gera maior alongamento na cabeça longa, favorecendo sua contração durante o movimento.

Posição do corpo: Mantenha os cotovelos apontados para cima e os braços na vertical. Não abaixe a barra na direção do seu rosto ou queixo, pois isso fará com que os cotovelos "caiam" e permitirá que os músculos deltoide e peitorais ajudem no movimento.

Amplitude de movimento: Para isolar o tríceps, o movimento deverá ocorrer apenas no cotovelo, não no ombro.

VARIAÇÕES

Extensão do tríceps, posição deitada, uso de halteres

Execute o exercício com um haltere em cada mão, movimentando os braços simultaneamente; os polegares devem apontar para seu rosto (pegada neutra).

Extensão do tríceps, posição deitada, pegada invertida

O exercício também pode ser executado com uma pegada invertida (supinada) na barra, para enfatizar a parte externa (cabeça lateral) do tríceps.

DESENVOLVIMENTO PARA TRÍCEPS COM BARRA, POSIÇÃO SENTADA

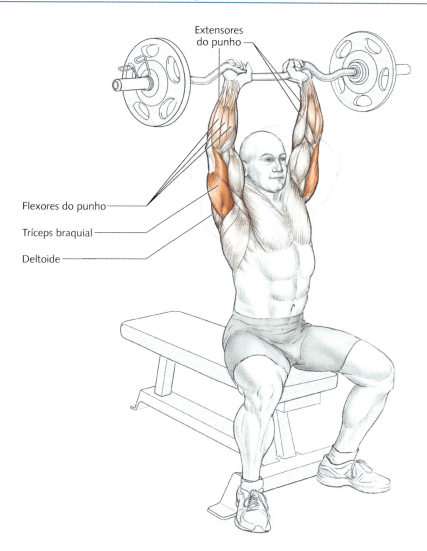

Execução

1. Sente-se com o tronco ereto, segurando uma barra nas duas mãos com os braços estendidos acima da cabeça; use uma pegada fechada com o dorso das mãos voltado para cima.
2. Flexione os cotovelos e abaixe a barra por trás da cabeça.
3. Impulsione a barra para cima até que ocorra extensão total dos cotovelos.

Músculos envolvidos

Primário: Tríceps braquial
Secundários: Deltoide, músculos do antebraço (flexores do punho, extensores do punho)

Enfoque anatômico

Espaçamento das mãos: A pegada aberta enfatiza a parte interna do tríceps (cabeça longa) ao passo que a pegada fechada está orientada para a parte externa do tríceps (cabeça lateral). Mantenha os cotovelos fechados e não permita que se abram para fora do corpo.

Pegada: Utilizando uma barra reta, o exercício é executado com a pegada com o dorso das mãos voltado para cima (pronada). Utilizando uma barra EZ (ver seção Variação), será preciso uma pegada neutra. A pegada com o dorso das mãos voltado para cima trabalha a cabeça interna (longa) do tríceps braquial ao passo que a pegada neutra trabalha as três cabeças do tríceps.

Trajetória: A posição vertical do braço alonga a cabeça interna (longa) do tríceps; portanto, este exercício mobiliza preferencialmente esta seção do músculo.

Amplitude de movimento: Para isolar o tríceps, o movimento deve ocorrer apenas no cotovelo.

Segurança: O exercício de extensão do tríceps traz consigo duas preocupações com a segurança. Primeiramente, o exercício impõe alongamento excessivo ao tendão do tríceps; em segundo lugar, coloca a articulação do ombro em uma posição vulnerável para a ocorrência de lesão. Portanto, esta não é a melhor escolha de exercício para pessoas que estejam com dor no cotovelo ou no ombro.

VARIAÇÃO

Flexão de tríceps com barra EZ

A execução desse movimento com uma barra EZ possibilita diversas escolhas de pegada.

DESENVOLVIMENTO PARA TRÍCEPS COM HALTERE, POSIÇÃO SENTADA

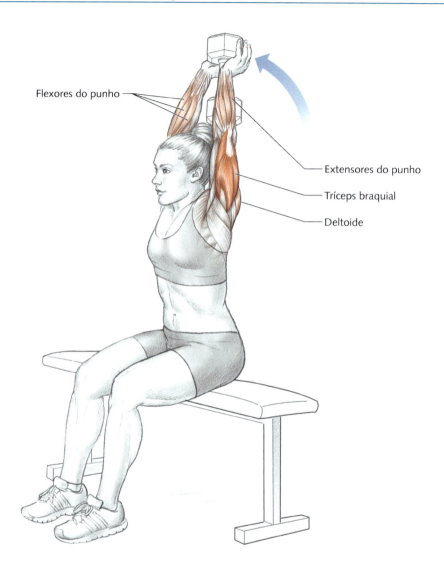

Execução

1. Na posição sentada e com o tronco ereto, segure um haltere com as duas mãos e com os braços estendidos acima da cabeça; os dedos ficam em torno do peso do haltere.
2. Flexione os cotovelos e baixe o peso por trás de sua cabeça.
3. Mobilize o haltere para cima até que ocorra a extensão completa dos cotovelos.

Músculos envolvidos

Primário: Tríceps braquial
Secundários: Deltoide, antebraço (flexores do punho, extensores do punho)

Enfoque anatômico

Pegada: O haltere deve ser mantido em posição vertical. Os dedos podem ficar entrelaçados em torno da barra (pegada neutra) ou em torno do peso superior do haltere (pegada pronada). A pegada neutra trabalha todas as três cabeças do tríceps braquial, ao passo que a pegada pronada trabalha a cabeça interna (longa).

Espaçamento das mãos: A pegada fechada no haltere implica a necessidade de expansão dos cotovelos (para fora) durante o movimento.

Trajetória: A posição vertical do braço alonga a cabeça interna (longa) do tríceps braquial, o que facilita o envolvimento desse músculo no exercício.

Amplitude de movimento: Para o isolamento do tríceps braquial, o movimento deve ocorrer apenas nas articulações do cotovelo. Os braços devem permanecer em uma posição vertical.

Dica de segurança: Qualquer exercício de extensão do tríceps executado acima da cabeça coloca a articulação do ombro em uma posição vulnerável a lesões. Portanto, este exercício talvez não seja a melhor escolha para pessoas com dor no ombro.

VARIAÇÃO

Desenvolvimento para tríceps com um dos braços, posição sentada

Para enfatizar a cabeça externa (lateral) do tríceps braquial, execute este exercício com um braço a cada vez, segurando um haltere com a palma da mão voltada para a frente.

SUPINO, PEGADA FECHADA

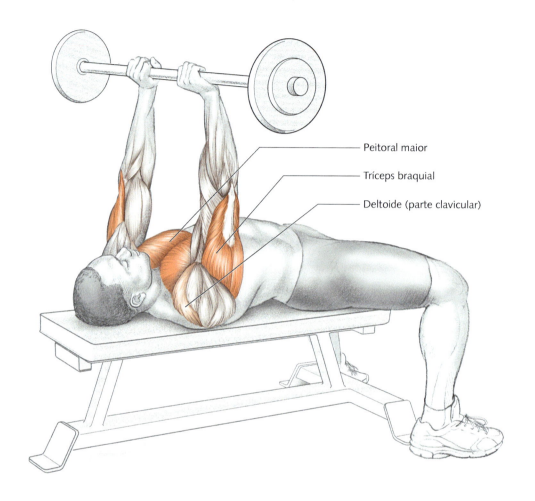

- Peitoral maior
- Tríceps braquial
- Deltoide (parte clavicular)

Execução

1. Deite-se em um banco de exercícios plano. Use pegada fechada (cerca de 15 cm) na barra, com o dorso das mãos voltado para cima.
2. Abaixe o peso lentamente, até tocar a parte média do tórax.
3. Empurre a barra diretamente para cima, até ocorrer bloqueio dos cotovelos.

Músculos envolvidos

Primários: Tríceps braquial, peitoral maior
Secundário: Deltoide (parte clavicular)

Enfoque anatômico

Espaçamento das mãos: Para mobilizar o tríceps, o espaçamento das mãos deve ser menor que a largura dos ombros.

Pegada: A pegada na barra com o dorso das mãos voltado para baixo (supinada) também mobiliza o tríceps, mas essa pegada exige que as mãos estejam bastante espaçadas (ver seção Variação).

Trajetória: Mantenha os cotovelos junto às laterais do corpo para enfatizar o tríceps, não o peito.

Amplitude de movimento: Será necessária uma amplitude de movimento completa (até a obtenção do completo bloqueio dos cotovelos), para que seja maximizado o esforço do tríceps.

VARIAÇÃO

Supino, pegada invertida

A execução do supino utilizando uma pegada com o dorso das mãos voltado para baixo (palmas voltadas para cima) e com as mãos mais espaçadas que a distância entre os ombros também mobilizará o tríceps.

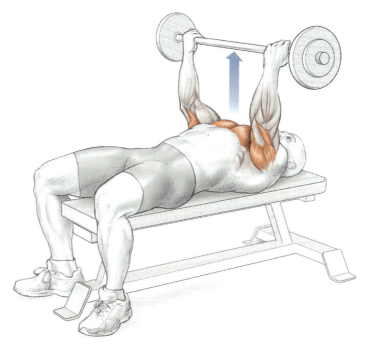

EXTENSÃO DE TRÍCEPS COM HALTERE

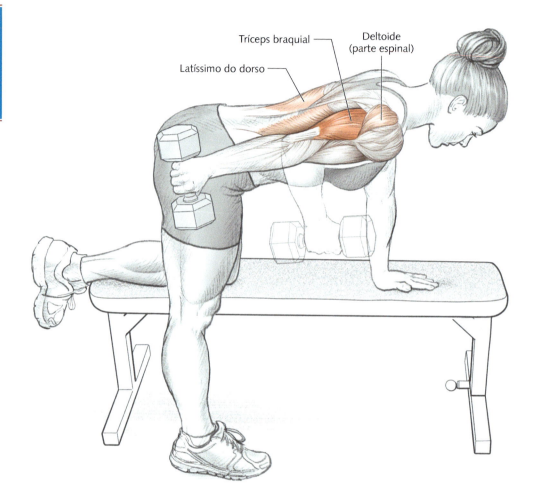

Execução

1. Pegue o haltere com uma mão, curve-se para a frente (use a cintura), e sustente o tronco pousando a mão livre em um banco, ou no joelho.
2. Comece com o braço paralelo ao chão e com o cotovelo dobrado em 90°.
3. Movimente para cima o haltere, estendendo o braço até que ocorra total extensão do cotovelo.

Músculos envolvidos

Primário: Tríceps braquial
Secundários: Deltoide (parte espinal), latíssimo do dorso

Enfoque anatômico

Pegada: A pegada neutra (polegar apontando para cima) trabalha todas as seções do tríceps. A rotação do haltere, de modo que a palma da mão fique voltada para cima, mobiliza a parte externa (cabeça lateral) do tríceps.

Trajetória: Mantenha o braço paralelo ao chão e o cotovelo junto à lateral do corpo.

Amplitude de movimento: Para isolar o tríceps, o movimento deve ocorrer no cotovelo e o ombro deve permanecer imóvel.

Resistência: Em razão do efeito da gravidade, a resistência é variável, aumentando à medida que o haltere é movimentado para cima.

Posição do corpo: O tronco deve ficar em um plano ligeiramente acima do paralelo ao chão. Se você ficar demasiadamente ereto, não poderá executar com eficiência o exercício.

VARIAÇÃO

Extensão de tríceps com cabo

O exercício pode ser executado com um pegador em D preso a uma polia baixa. Ao contrário da versão com haltere, em que a resistência varia durante o levantamento, o cabo proporciona resistência uniforme ao longo de todo o movimento.

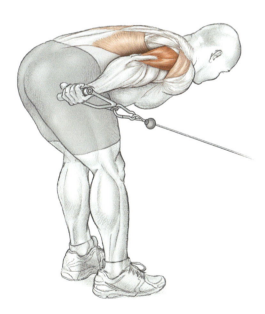

ROSCA DE PUNHO

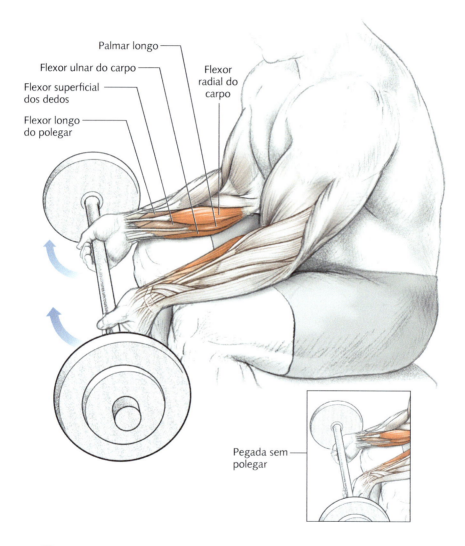

Palmar longo
Flexor ulnar do carpo
Flexor superficial dos dedos
Flexor longo do polegar
Flexor radial do carpo
Pegada sem polegar

Execução

1. Sentado na extremidade do banco, faça a pegada na barra do haltere com o dorso das mãos voltado para baixo, mãos afastadas na distância entre os ombros e repouse a parte dorsal dos antebraços nas coxas.
2. Abaixe a barra dobrando os punhos para baixo, na direção do chão.
3. Faça a rosca (peso para cima) utilizando o movimento dos punhos.

Músculos envolvidos

Primários: Palmar longo, flexor radial do carpo, flexor ulnar do carpo
Secundários: Flexor superficial dos dedos, flexor profundo dos dedos, flexor longo do polegar

Enfoque anatômico

Espaçamento das mãos: O espaçamento ideal das mãos é a largura dos ombros, ou uma pegada ligeiramente mais fechada. As mãos devem estar diretamente alinhadas com os antebraços, para que seja minimizada a desnecessária tensão na articulação do punho.

Pegada: Este exercício depende de uma pegada com o dorso das mãos voltado para baixo (supinada), com as palmas das mãos voltadas para cima. Os polegares podem agarrar por baixo ou por cima da barra, dependendo da preferência pessoal. Uma vantagem da pegada "sem polegar": ela permite que você abaixe a barra com maior rapidez, aumentando a amplitude de movimento.

Amplitude de movimento: Se for permitido que a barra role ao longo dos dedos durante a fase de abaixamento da repetição, isso aumentará a amplitude de movimento. A pegada sem polegar permite essa ação. Quando a barra é "rosqueada" para cima, os flexores dos dedos trabalham quando você rola a barra nas palmas das mãos; em seguida, os flexores do antebraço trabalham quando o punho é rosqueado para cima. Tendo em vista que os flexores dos dedos constituem parte significativa dos músculos do antebraço, essa repetição mais prolongada é mais efetiva para a formação da massa muscular do antebraço.

Trajetória: A mudança da posição dos antebraços em relação ao chão altera a resistência e ajusta o enfoque do exercício. Quando os antebraços estão estendidos e paralelos ao chão, a resistência será máxima no início, diminuindo à medida que a barra é levantada. Quando os antebraços fazem um ângulo com o chão (p. ex., os cotovelos estão mais altos que os punhos), a resistência será mínima no início do exercício, aumentando à medida que a barra é rosqueada. Esta segunda variação é mais efetiva para maximização da contração dos antebraços.

Posição do corpo: Os antebraços podem ficar apoiados em diferentes posições: entre as pernas, em um banco plano; no topo das coxas, posição sentada em um banco; na almofada inclinada de um banco de Scott.

VARIAÇÕES

Rosca de punho com haltere

Este exercício também pode ser executado com um braço de cada vez, utilizando um haltere.

Rosca de punho em banco de Scott

Execute o exercício com os antebraços repousando na almofada inclinada de um banco de Scott.

ROSCA DE PUNHO COM BARRA POR TRÁS DOS QUADRIS, POSIÇÃO EM PÉ

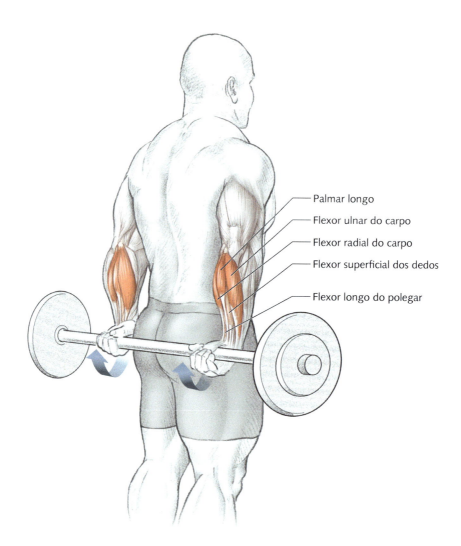

Execução

1. Na posição em pé, pegue uma barra com os braços estendidos por trás dos quadris; use pegada pronada com afastamento igual à largura dos ombros.
2. Mobilize a barra com flexão dos punhos para cima e para trás.
3. Abaixe o peso na direção do chão, fazendo extensão dos punhos.

Músculos envolvidos

Primários: Palmar longo, flexor radial do carpo, flexor ulnar do carpo
Secundários: Flexor superficial dos dedos, flexor profundo dos dedos, flexor longo do polegar

Enfoque anatômico

Espaçamento das mãos: O espaçamento ideal das mãos é igual à largura dos ombros, ou pouco mais. As mãos devem estar diretamente alinhadas com os antebraços, para que tensões desnecessárias nas articulações dos punhos sejam minimizadas.

Pegada: Este exercício exige pegada pronada (palmas das mãos voltadas para trás). Os polegares devem ficar por baixo ou por cima da barra, dependendo da preferência pessoal. Uma vantagem de uma pegada sem uso do polegar (polegares por baixo da barra) é que ela permite abaixar um pouco mais a barra, o que aumenta a amplitude de movimento.

Amplitude de movimento: O rolamento da barra pelos dedos durante a fase descendente da repetição aumenta a amplitude de movimento. A pegada sem polegar possibilita essa ação. Enquanto a barra é flexionada para cima, os flexores dos dedos trabalham quando a barra é flexionada com os dedos até a palma; em seguida, os flexores do antebraço trabalham quando o punho é dobrado para cima. Tendo em vista que os flexores dos dedos compõem parte significativa dos músculos do antebraço, essa repetição ampliada é mais efetiva para a formação da massa do antebraço.

Trajetória: Considerando que os antebraços estão na posição vertical em relação ao chão, no início do exercício a resistência é mínima, aumentando com a flexão da barra para cima. Durante este exercício, os cotovelos devem ficar retos, o que permite maior alongamento muscular do que o conseguido com a execução de flexões de punho com os cotovelos dobrados.

Posição do corpo: Joelhos ligeiramente dobrados facilitam o percurso da barra por detrás das coxas.

ROSCA DE PUNHO INVERTIDA

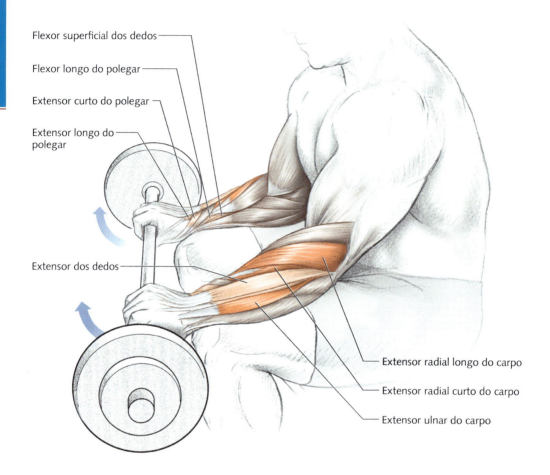

Execução
1. Pegue a barra de um haltere usando pegada com o dorso das mãos voltado para cima e repouse os antebraços no alto das coxas ou na borda do banco.
2. Abaixe a barra dobrando os punhos na direção do chão.
3. Levante o peso utilizando o movimento dos punhos.

Músculos envolvidos

Primários: Extensor radial longo do carpo, extensor radial curto do carpo, extensor ulnar do carpo

Secundários: Extensor dos dedos, extensor longo do polegar, extensor curto do polegar, extensor do dedo indicador, flexor superficial dos dedos, flexor profundo dos dedos, flexor longo do polegar

Enfoque anatômico

Espaçamento das mãos: O espaçamento ideal das mãos é a largura dos ombros ou uma pegada mais fechada. As mãos devem estar diretamente alinhadas com os antebraços.

Pegada: Este exercício exige uma pegada com o dorso das mãos voltado para cima (pronada) e os polegares pegando em torno da barra.

Trajetória: A mudança da posição dos antebraços em relação ao chão altera a resistência e ajusta o enfoque do exercício. Quando os antebraços estão estendidos e paralelos ao chão, a resistência será máxima no início, diminuindo à medida que a barra é levantada. Quando os antebraços fazem um ângulo com o chão (p. ex., os cotovelos estão mais altos que os punhos), a resistência será mínima no início do exercício, aumentando à medida que a barra é rosqueada. Essa segunda variação é mais efetiva para maximização da contração dos antebraços.

Amplitude de movimento: Use a amplitude de movimento completa para maximizar o esforço dos antebraços.

Posição do corpo: Os antebraços podem ficar apoiados em diferentes posições: entre as pernas, em um banco plano; no topo das coxas, posição sentada em um banco; na almofada inclinada de um banco de Scott; mantidos paralelos ao chão (sem apoio) na rosca executada na posição em pé.

VARIAÇÕES

Rosca de punho invertida com haltere

O exercício também pode ser executado com um braço de cada vez, usando um haltere.

Rosca de punho invertida em banco de Scott

Execute o exercício com os antebraços repousando na almofada inclinada do banco de Scott.

ROSCA INVERTIDA COM BARRA

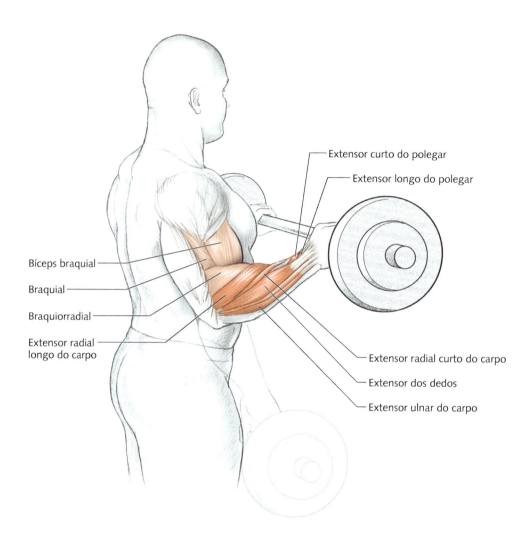

Execução

1. Segure a barra do haltere com os braços estendidos; use uma pegada com o dorso das mãos voltado para cima e com afastamento igual à distância entre os ombros.
2. Eleve a barra até o nível dos ombros, rosqueando os punhos para cima e para trás à medida que flexiona os cotovelos.
3. Abaixe a barra até a posição inicial ao passo que flexiona os punhos.

Músculos envolvidos

Primários: Extensor radial longo do carpo, extensor radial curto do carpo, extensor ulnar do carpo, extensor dos dedos, extensor longo do polegar, extensor curto do polegar, extensor do dedo indicador

Secundários: Bíceps braquial, braquiorradial, braquial

Enfoque anatômico

Espaçamento das mãos: O espaçamento ideal das mãos é a largura dos ombros. As mãos devem estar diretamente alinhadas com os antebraços.

Pegada: Este exercício exige uma pegada com o dorso das mãos voltado para cima (pronada) e os polegares pegando em torno da barra.

Amplitude de movimento: Para maximizar o envolvimento dos antebraços, certifique-se de ter percorrido uma amplitude de movimento completa no punho. Empine o punho para trás até obter extensão completa durante o levantamento da barra, e flexione o punho para baixo ao descer o peso.

Resistência: Em razão da gravidade, a resistência aumenta com a elevação da barra. Para garantir máximo esforço no antebraço, atrase a rosca (extensão) do punho até que os antebraços estejam paralelos ao chão.

VARIAÇÕES

Rosca invertida com halteres

Realize este exercício com um braço de cada vez, segurando os halteres em cada mão; pegada com o dorso das mãos voltado para cima (pronada).

Rolamento de punho

Fixe um pequeno disco de peso ao centro de um cabo de vassoura curto; use uma corda forte. Segurando (pegada pronada) o cabo de vassoura à sua frente, enrole a corda em torno do cabo com o movimento dos punhos, alternando as mãos.

ROSCA MARTELO

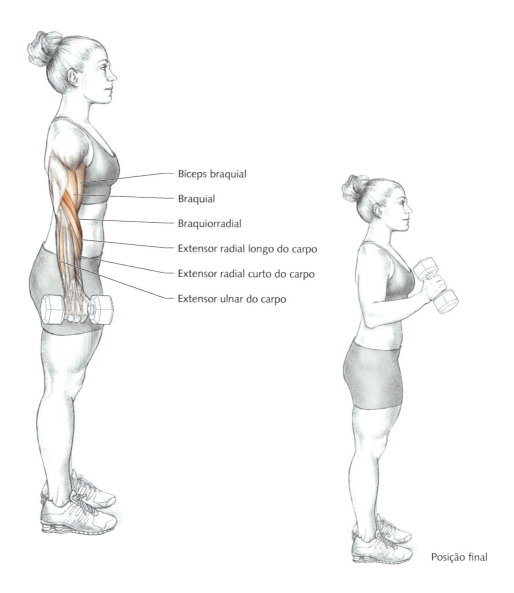

Bíceps braquial
Braquial
Braquiorradial
Extensor radial longo do carpo
Extensor radial curto do carpo
Extensor ulnar do carpo

Posição final

Execução

1. Segure um haltere em cada mão com as palmas voltadas para dentro (polegares apontando para a frente).
2. Levante um haltere de cada vez até o ombro, mantendo as palmas das mãos voltadas para dentro.
3. Abaixe o haltere de volta à posição inicial e repita com o outro braço.

Músculos envolvidos

Primário: Braquiorradial
Secundários: Braquial, extensor radial longo do carpo, extensor radial curto do carpo, extensor ulnar do carpo, palmar longo, flexor radial do carpo, flexor ulnar do carpo, bíceps braquial

Enfoque anatômico

Pegada: Este exercício exige uma pegada neutra (palmas das mãos voltadas para dentro) e polegares envolvendo a barra do haltere.

Amplitude de movimento: Para maximizar o esforço do antebraço, trabalhe o punho no plano vertical, empinando o polegar para cima durante o levantamento do haltere.

Trajetória: Para concentrar o esforço no braquiorradial, levante o haltere transversalmente ao seu corpo, e não ao lado dele.

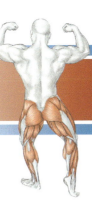

CAPÍTULO 5

MEMBROS INFERIORES

O membro inferior está dividido em coxa e perna (Fig. 5.1). A coxa contém um osso, o fêmur, enquanto a perna é composta por dois ossos, tíbia (localizada no lado do hálux) e fíbula (no lado do dedo mínimo). O joelho é uma articulação em gínglimo (i. e., em dobradiça) formada pela junção entre o fêmur e a tíbia. Nessa articulação, ocorrem dois movimentos: flexão e extensão. Durante a flexão do joelho, a perna se dobra na direção da parte posterior da coxa. Durante a extensão do joelho, a perna se afasta da coxa, ficando estendida. O quadril é uma articulação do tipo "bola e soquete" entre a extremidade superior do fêmur e o osso pélvico. Na articulação do quadril, ocorrem seis movimentos principais: flexão, extensão, abdução, adução, rotação medial e rotação lateral. Durante a flexão do quadril, a coxa se dobra na direção do abdome, enquanto durante a extensão do quadril, a coxa se movimenta para trás, na direção das nádegas. As coxas se afastam durante a abdução do quadril e se juntam durante a sua adução. O tornozelo é uma articulação do tipo dobradiça situada entre a parte inferior da tíbia e da fíbula e o osso tálus no pé. Durante a dorsiflexão do tornozelo, os dedos do pé se afastam do chão, e o pé se movimenta na direção da perna. Durante a flexão plantar do tornozelo, o calcanhar se ergue do chão, e o pé se afasta da perna.

Quadríceps

O quadríceps femoral, localizado na frente da coxa, possui quatro cabeças distintas:
1. Reto femoral, com origem na frente do osso pélvico.
2. Vasto medial, com origem na borda interna do fêmur.
3. Vasto lateral, com origem na borda externa do fêmur.
4. Vasto intermédio, com origem na superfície frontal do fêmur, situando-se por baixo do reto femoral.

As quatro cabeças se fundem, prendem-se na patela e em seguida se inserem por um único tendão (patelar) na tíbia, imediatamente abaixo da articulação do joelho. A principal função do quadríceps é estender o joelho e a perna. Tendo em vista que o reto femoral tem origem no osso pélvico, a contração desse músculo também flexiona a articulação do quadril.

Isquiocrurais

Os isquiocrurais (ou músculos posteriores da coxa), localizados atrás da coxa, formam um grupo de três músculos com origem no osso ísquio da pelve. O bíceps femoral passa por trás do aspecto externo da coxa, inserindo-se na cabeça da fíbula, imediatamente abaixo do joelho. O semimembranáceo passa por trás do aspecto interno da coxa, inserindo-se na parte superior da tíbia, atrás do joelho. O semitendíneo passa por trás do aspecto interno da coxa, inserindo-se na parte superior da tíbia, em um local adjacente ao semimembranáceo. Todos os três músculos isquiocrurais atravessam tanto a articulação do joelho como a do quadril. Portanto, têm funções duplas: flexão do joelho e extensão do quadril.

Glúteos

O glúteo máximo tem origem em uma grande área na parte posterior do osso pélvico, passa por trás da articulação do quadril e se insere na parte superior do fêmur. Esse músculo poderoso promove extensão do quadril. Bons exercícios para modelagem dos glúteos são: agachamento, levantamento-terra e afundo.

Outros músculos que movimentam a articulação do quadril incluem:
- Adutores do quadril (parte interna da coxa): Grácil, adutores longo, magno e curto
- Abdutores do quadril: Tensor da fáscia lata, glúteos médio e mínimo
- Flexores do quadril: sartório, iliopsoas, glúteos médio e mínimo
- Extensor do quadril: glúteo máximo

Panturrilhas

A perna propriamente dita contém 10 diferentes músculos. A panturrilha compreende dois. O gastrocnêmio é o músculo visível da panturrilha. As duas cabeças (medial e lateral) do gastrocnêmio têm origem na parte posterior do fêmur, imediatamente acima da

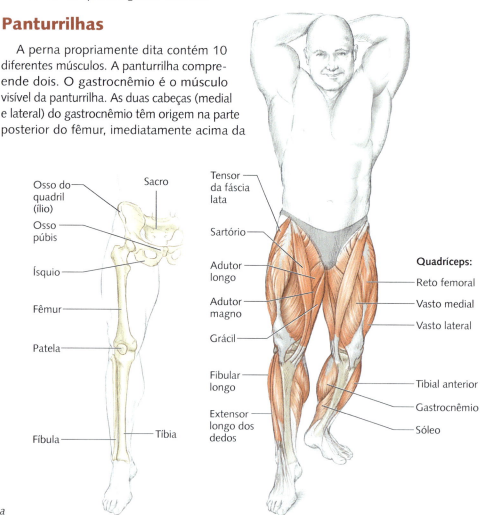

Figura 5.1   Exibição dos membros inferiores: (a) vista frontal; (b) vista posterior.

articulação do joelho. O sóleo tem origem no aspecto posterior da tíbia, situando-se por baixo do gastrocnêmio.

Os tendões do gastrocnêmio e do sóleo se fundem para formar o tendão do calcâneo (de Aquiles), que passa por trás da articulação do tornozelo e se fixa ao osso do calcanhar. Os músculos da panturrilha promovem flexão plantar do tornozelo, o movimento exigido para que você possa ficar na ponta dos dedos. A contribuição relativa dos dois músculos da panturrilha dependerá do ângulo de flexão do joelho. O gastrocnêmio é o motor primário quando a perna está estendida e o sóleo se torna mais ativo quanto mais o joelho se dobra. Observe que o gastrocnêmio atravessa tanto a articulação do joelho como a articulação do tornozelo; portanto, cumpre dupla função: flexão do joelho e flexão do tornozelo.

A seguir, outros músculos da perna:
- Extensão do tornozelo (dorsiflexão): Tibial anterior
- Eversão do tornozelo: Fibulares longo e curto
- Inversão do tornozelo: Tibial posterior
- Flexores e extensores dos dedos: Flexor longo dos dedos, flexor longo do hálux, extensor longo dos dedos, extensor longo do hálux

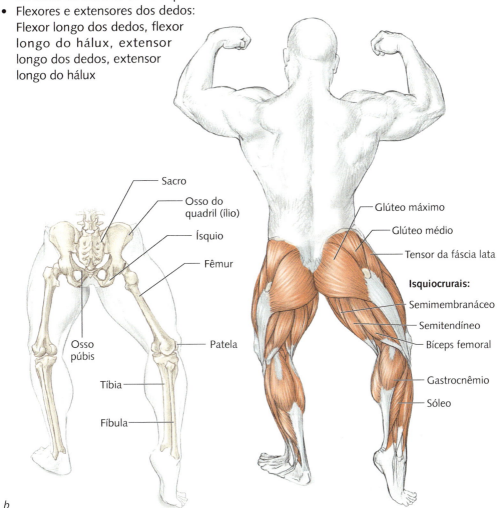

b

EXTENSÃO DAS PERNAS

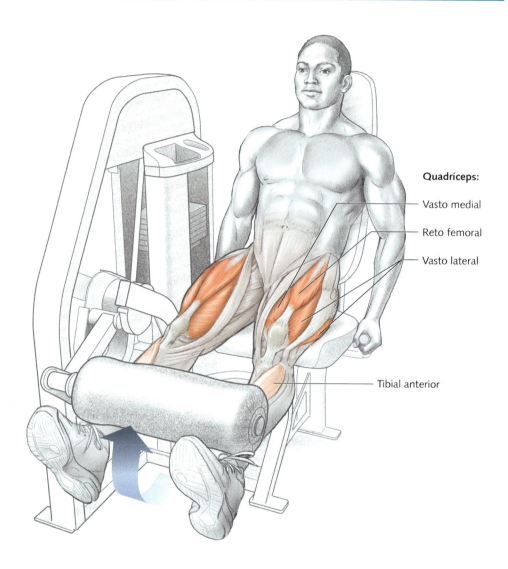

Execução

1. Sente-se no aparelho e coloque os tornozelos por baixo do rolo, com os joelhos dobrados em 90°.
2. Levante as pernas para cima, até que os joelhos estejam estendidos.
3. Abaixe as pernas de volta à posição inicial.

Músculos envolvidos

Primário: Quadríceps femoral (reto femoral, vastos lateral, medial e intermédio)
Secundário: Tibial anterior

Enfoque anatômico

Posição dos pés: Se os dedos estiverem apontando diretamente para cima, você mobilizará igualmente todas as partes do quadríceps. Se os dedos estiverem apontando para dentro, ocorrerá rotação medial da tíbia, para mobilizar o quadríceps interno (vasto medial). Se os dedos estiverem apontando para fora, ocorrerá rotação lateral da tíbia, para mobilizar o quadríceps externo (vasto lateral).

Espaçamento dos pés: Não há muito espaço no rolo para ajuste do espaçamento dos pés, mas a colocação dos pés unidos tenderá a mobilizar o quadríceps externo medial, e um espaçamento maior enfatizará um pouco mais o quadríceps interno.

Posição do corpo: Ajuste o encosto de modo que a parte posterior do joelho se acomode confortavelmente contra a borda da frente do assento, fazendo com que toda a coxa fique apoiada. A inclinação do tronco para trás ou a elevação das nádegas para fora do assento estenderá a articulação do quadril, alongando o reto femoral; dessa forma, essa parte do quadríceps trabalhará mais intensamente durante o exercício.

Amplitude de movimento: O arco de movimento deve ser de aproximadamente 90°. Contraia vigorosamente o quadríceps na parte alta, quando os joelhos estiverem completamente esticados. Para evitar excessiva tensão na patela, não dobre os joelhos além dos 90°.

Resistência: A resistência é razoavelmente uniforme, mas em muitos dos aparelhos modernos a resistência aumenta ligeiramente com o levantamento do peso. Menor resistência na posição inicial minimizará a tensão através da patela, com o joelho na posição dobrada.

VARIAÇÃO

Extensão com uma perna

A execução desse exercício com uma perna de cada vez melhora o enfoque. A extensão unilateral da perna é um exercício particularmente útil para melhorar a assimetria das coxas ou ajudar na reabilitação quando uma das pernas sofreu lesão.

AGACHAMENTO COM BARRA

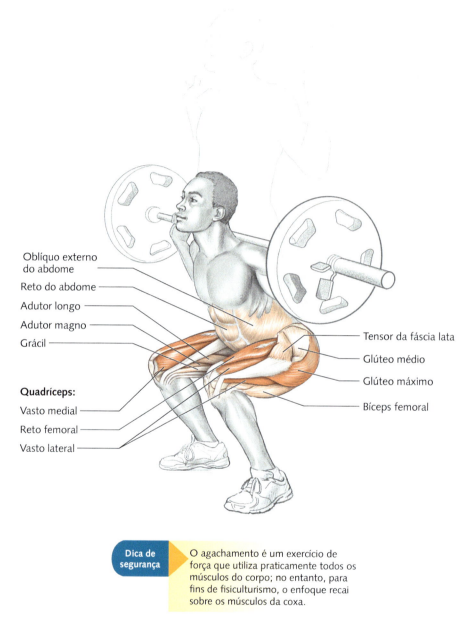

Dica de segurança: O agachamento é um exercício de força que utiliza praticamente todos os músculos do corpo; no entanto, para fins de fisiculturismo, o enfoque recai sobre os músculos da coxa.

Execução

1. Em pé, com os pés afastados em distância igual à largura dos ombros, segure a barra com as palmas das mãos voltadas para baixo.
2. Flexione lentamente os joelhos até que as coxas fiquem paralelas ao chão.
3. Estenda as pernas para retornar à posição inicial.

Músculos envolvidos

Primários: Quadríceps femoral (reto femoral, vastos lateral, medial e intermédio), glúteo máximo
Secundários: Músculos isquiocrurais (semitendíneo, semimembranáceo, bíceps femoral), adutores (longo, magno e curto), grácil, tensor da fáscia lata, eretores da espinha (sacroespinal), abdominais (reto do abdome, oblíquos externo e interno)

Enfoque anatômico

Espaçamento dos pés: Uma posição fechada transfere o enfoque para os quadríceps externos (vasto lateral) e abdutores (tensor da fáscia lata). Uma posição na largura dos ombros mobilizará toda a coxa. Uma posição mais aberta colocará maior ênfase nos quadríceps internos, músculos adutores e sartório.
Posição dos pés: Os dedos devem apontar na mesma direção da coxa e do joelho: para a frente ou ligeiramente para fora.
Posicionamento: A colocação de um bloco de 2,5 cm por baixo dos dois calcanhares deslocará o peso para a frente, enfatizando mais os quadríceps e menos os glúteos. Esse ajuste também será útil para pessoas com tornozelos e quadris menos flexíveis. O posicionamento mais baixo da barra, sobre os trapézios e ombros, melhorará o equilíbrio durante a transferência do enfoque para os glúteos; essa é uma técnica utilizada por halterofilistas para levantamento de mais peso.
Posição do corpo: Mantenha a coluna vertebral reta e a cabeça erguida durante todo o exercício. Assegure-se de que as mãos estejam posicionadas equidistantes do centro da barra e mantenha uma pegada firme durante todo o movimento. Inspire profundamente durante a fase de descida, e expire durante a subida. Não dobre o tronco para a frente, pois esse movimento poderá causar lesão nas costas.
Amplitude de movimento: Durante o abaixamento do peso, pare quando os joelhos estiverem flexionados em 90°, com as coxas paralelas ao chão. O agachamento abaixo desta posição paralela aumenta o risco de lesão nos joelhos e na coluna vertebral.

VARIAÇÃO

Agachamento frontal

A execução do agachamento com a barra na frente dos ombros transfere a ênfase dos glúteos para os quadríceps. O agachamento frontal tem maior grau de dificuldade, devendo ser praticado com pesos menores.

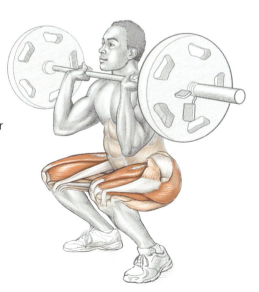

AGACHAMENTO EM APARELHO

QUADRÍCEPS

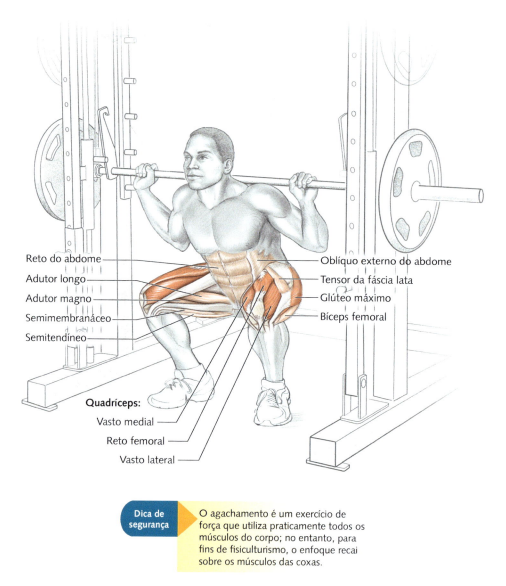

Dica de segurança ▶ O agachamento é um exercício de força que utiliza praticamente todos os músculos do corpo; no entanto, para fins de fisiculturismo, o enfoque recai sobre os músculos das coxas.

Execução

1. Em pé, em posição ereta em um aparelho Smith com a barra transversal à parte dorsal dos ombros e os pés com afastamento igual à largura dos ombros.
2. Flexione lentamente os joelhos, até que as coxas fiquem paralelas ao chão.
3. Retifique as pernas para retornar à posição inicial.

Músculos envolvidos

Primários: Quadríceps femoral (reto femoral, vasto lateral, vasto medial, vasto intermédio), glúteo máximo

Secundários: Isquiocrurais (semitendíneo, semimembranáceo, bíceps femoral), adutores (longo, magno, curto), tensor da fáscia lata, eretores da espinha (sacroespinal), abdominais (reto do abdome, oblíquo externo, oblíquo interno)

Enfoque anatômico

Posição do pé: O posicionamento dos pés junto ao corpo enfatiza o quadríceps. O posicionamento dos pés para a frente, com afastamento do corpo, transfere o enfoque para os glúteos e isquiocrurais.

Espaçamento dos pés: Uma postura fechada transfere o enfoque para a parte externa do quadríceps (vasto lateral) e abdutores (tensor da fáscia lata). Uma postura aberta, com afastamento igual à largura dos ombros, trabalha a coxa inteira. Uma postura mais ampla coloca mais ênfase na parte interna dos quadríceps, músculos adutores e sartório.

Posição do pé: Os pés ficam apontados para a frente ou ligeiramente para fora, na mesma direção das coxas e dos joelhos.

Posição das mãos: Posicione as mãos equidistantes do centro da barra e mantenha uma firme pegada pronada; isso faz com que a barra fique na posição destravada.

Posição do corpo: Mantenha a coluna vertebral ereta e a cabeça erguida durante todo o exercício. Inspire profundamente durante a fase de descida e expire no movimento de subida. Não flexione o tronco para a frente – esse movimento pode causar lesão nas costas.

Amplitude de movimento: Durante a descida do peso, pare quando os joelhos estiverem dobrados em um ângulo de 90°, com as coxas paralelas ao chão. Na parte superior do movimento, a interrupção em alguns graus antes do bloqueio completo mantém a tensão no quadríceps.

Resistência: Em comparação com o agachamento com barra, o agachamento em aparelho proporciona melhor equilíbrio e maior segurança.

Trajetória: O aparelho Smith proporciona um plano único de movimento vertical, que pode ajudar a concentrar os esforços durante o exercício.

VARIAÇÃO

Agachamento frontal em aparelho

Faça um agachamento frontal com a barra apoiada na parte da frente dos ombros. Essa posição aplica maior ênfase no quadríceps que nos glúteos.

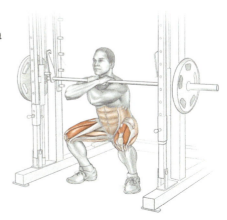

LEG PRESS

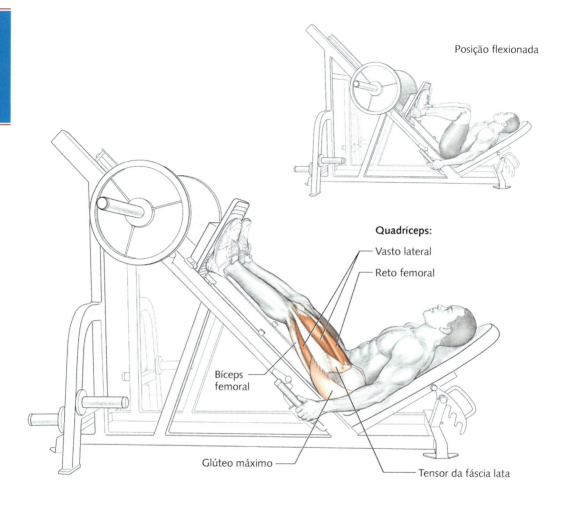

Execução

1. Sente-se no aparelho de *leg press* e coloque os pés na plataforma afastados na largura dos ombros.
2. Lentamente, abaixe o peso até que os joelhos estejam com 90° de flexão.
3. Empurre o peso de volta à posição inicial; para isso, estenda as pernas.

Músculos envolvidos

Primário: Quadríceps femoral (reto femoral, vastos lateral, medial e intermédio)
Secundários: Glúteo máximo, isquiocrurais (semitendíneo, semimembranáceo, bíceps femoral), adutores (longo, magno, curto), grácil, tensor da fáscia lata

Enfoque anatômico

Posição dos pés: O posicionamento dos pés em um nível baixo da plataforma (a) enfatiza o quadríceps. O posicionamento dos pés mais acima na plataforma (b) transfere o enfoque para os glúteos e isquiocrurais.

Espaçamento dos pés: O posicionamento dos pés com um afastamento igual à largura dos ombros mobiliza a coxa inteira. Um espaçamento mais aberto dos pés (c) enfatiza mais os quadríceps internos (vasto medial), músculos adutores e sartório. O posicionamento dos pés mais fechado (d) transfere o enfoque para os quadríceps externos (vasto lateral) e abdutores (tensor da fáscia lata).

Trajetória: Se você usar a região metatarsal dos pés para levantar os pesos, permitindo que os calcanhares se elevem e se afastem da plataforma enquanto o peso for abaixado, serão mobilizados os quadríceps, com redução da carga nas patelas. Por outro lado, se você utilizar os calcanhares para levantar os pesos, serão enfatizados os isquiocrurais e os glúteos.

Posição do corpo: O ângulo do tronco com as pernas influencia o enfoque muscular e o grau de tensão ao longo da região lombar. Quando o ângulo entre o assento e o encosto está em 90°, enfatizam-se os glúteos e os músculos isquiocrurais, mas esse ângulo agudo impõe maior estresse na região lombar. Se o encosto for inclinado para uma posição mais baixa na direção do chão, o tronco se inclinará para trás. Essa posição representa menor tensão na região lombar da coluna vertebral, enfatizando mais os quadríceps.

Amplitude de movimento: Se o movimento for interrompido alguns graus antes do completo bloqueio na parte alta do exercício, os quadríceps permanecerão sob tensão.

Resistência: Em comparação com o agachamento com barra, o *leg press* sentado reduz a carga axial incidente na coluna vertebral e diminui o risco de dor nas costas. Além disso, o *leg press* enfatiza o quadríceps, não os glúteos.

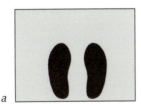 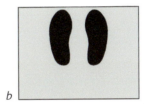

Posições dos pés: (*a*) em um nível baixo da plataforma; (*b*) mais acima na plataforma.

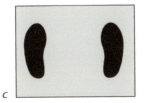 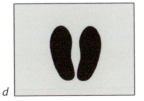

Espaçamento dos pés: (*c*) aberto; (*d*) fechado.

VARIAÇÃO

Leg press com uma perna

A execução do exercício com uma perna a cada vez tem utilidade para concentrar o esforço em uma coxa enfraquecida ou para proteger uma perna que esteja lesionada.

AGACHAMENTO *HACK*

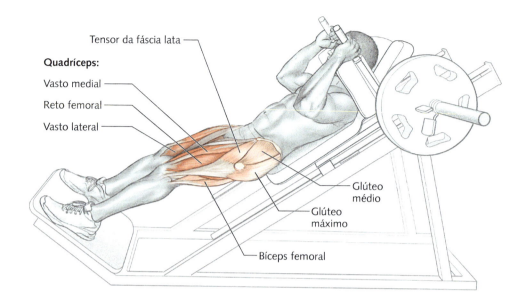

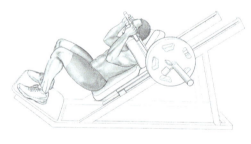

Posição final

Execução

1. Posicione as costas contra o encosto e os ombros por baixo dos apoios e fique em pé com os pés afastados na largura dos ombros sobre a plataforma, com os dedos apontando para a frente.
2. Abaixe lentamente o peso, flexionando os joelhos até 90°.
3. Empurre o peso de volta à posição inicial, estendendo as pernas.

Músculos envolvidos

Primário: Quadríceps femoral (reto femoral, vastos lateral, medial e intermédio)
Secundários: Glúteo máximo, isquiocrurais (semitendíneo, semimembranáceo e bíceps femoral), adutores (longo, magno, curto), grácil, tensor da fáscia lata

Enfoque anatômico

Espaçamento dos pés: O posicionamento dos pés com um afastamento igual à largura dos ombros (a) mobiliza a coxa inteira. Um espaçamento mais aberto dos pés (b) enfatiza mais os quadríceps internos, músculos adutores e sartório. O posicionamento dos pés mais fechados (c) transfere o enfoque para os quadríceps externos (vasto lateral) e abdutores (tensor da fáscia lata).

Posição dos pés: Os dedos devem estar apontando na mesma direção da coxa e do joelho: para a frente ou ligeiramente para fora. O posicionamento dos pés baixo na plataforma (perto do corpo) enfatizará o quadríceps, enquanto o posicionamento dos pés em uma posição mais alta na plataforma implicará maior esforço dos glúteos e músculos isquiocrurais.

Trajetória: Se você usar a região metatarsal dos pés para levantar os pesos, permitindo que os calcanhares se elevem e se afastem da plataforma enquanto o peso for abaixado, isso ajudará no isolamento dos quadríceps, com redução do estresse nas patelas.

Posição do corpo: Mantenha a coluna vertebral bem junto ao encosto.

Amplitude de movimento: Se o movimento for interrompido alguns graus antes do completo bloqueio na parte alta do exercício, os quadríceps permanecerão sob tensão.

Resistência: Em comparação com o agachamento com barra, este exercício proporciona sustentação para a coluna vertebral. Além disso, o agachamento *hack* enfatiza mais os quadríceps e menos os glúteos.

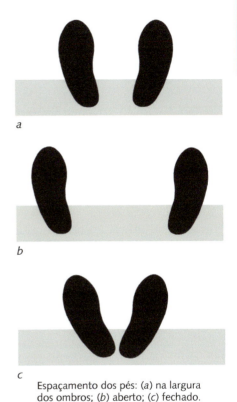

Espaçamento dos pés: (*a*) na largura dos ombros; (*b*) aberto; (*c*) fechado.

VARIAÇÕES

Agachamento com halteres

Halteres com os braços estendidos aos lados do corpo é uma variação que combina elementos do agachamento com barra e do agachamento *hack*, mas a pegada é o elo mais fraco.

Agachamento *hack* invertido

A execução do agachamento *hack* de frente para o aparelho transfere o enfoque para os glúteos e os isquiocrurais.

AFUNDO

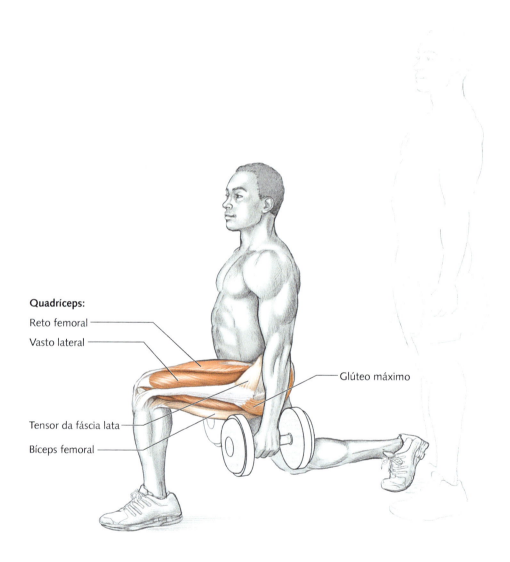

Quadríceps:
Reto femoral
Vasto lateral
Tensor da fáscia lata
Bíceps femoral
Glúteo máximo

Execução

1. Em pé com os pés afastados na largura dos ombros, segure dois halteres com os braços estendidos nas laterais do corpo.
2. Dê um passo para a frente e flexione o joelho até que a coxa da perna que avançou esteja paralela com o chão.
3. Retorne à posição inicial e repita com a outra perna.

Músculos envolvidos

Primários: Quadríceps femoral (reto femoral, vastos lateral, medial e intermédio), glúteo máximo

Secundários: Músculos isquiocrurais (semitendíneo, semimembranáceo e bíceps femoral), adutores (longo, magno, curto), grácil, tensor da fáscia lata

Enfoque anatômico

Espaçamento dos pés: Um posicionamento estável, com os pés afastados na largura dos ombros, é melhor para a manutenção do equilíbrio.

Posição dos pés: Aponte os dedos dos pés diretamente para a frente, ou ligeiramente para fora, ao dar o passo para a frente. O pé de trás fica fixo ao chão, no mesmo lugar.

Trajetória: Dê um passo mais curto (afundo) para mobilizar o quadríceps. Um passo mais amplo enfatizará os glúteos e os músculos isquiocrurais.

Posição do corpo: Ao projetar o corpo para a frente, coloque o peso do corpo na perna de avanço. Mantenha o tronco ereto e as costas retas.

Amplitude de movimento: Durante o afundo, o joelho deve flexionar 90° e a coxa deve ficar paralela ao chão.

Resistência: O exercício de afundo exige peso mais leve do que a maioria dos demais exercícios para os membros inferiores. O uso de um peso demasiadamente grande poderá causar dor patelar.

VARIAÇÕES

Afundo com barra

Em vez de segurar dois halteres com os braços estendidos aos lados do corpo, use uma barra apoiada sobre os ombros. Em comparação com o exercício executado com halteres, o afundo com barra desafia a manutenção do equilíbrio.

Afundo andando

Em vez de retornar à posição inicial após o movimento de afundo, dê um passo após o outro, alternando as pernas de modo a percorrer toda a extensão estabelecida por você.

Afundo em aparelho Smith

Neste exercício, o aparelho proporciona estabilidade e equilíbrio.

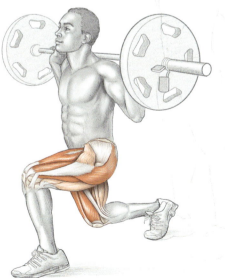

FLEXÃO DE PERNAS, POSIÇÃO DEITADA

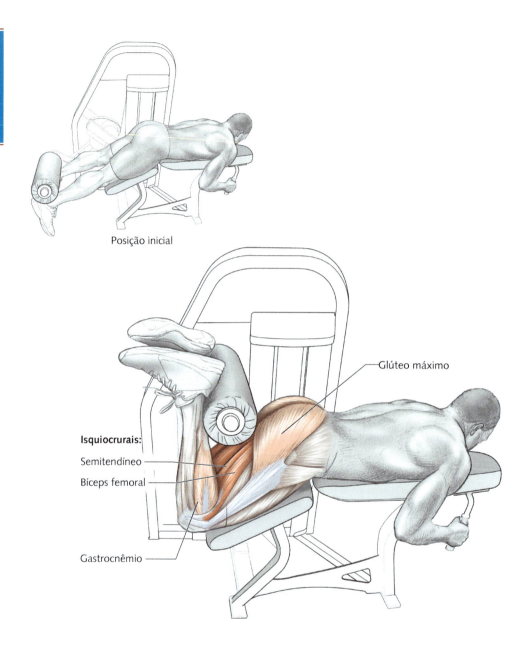

Posição inicial

Execução

1. Deite-se de bruços sobre o aparelho e enganche os calcanhares por baixo do rolo almofadado.
2. Levante o peso dobrando os joelhos e eleve os calcanhares na direção das nádegas.
3. Abaixe o peso de volta à posição inicial.

Músculos envolvidos

Primários: Isquiocrurais (semitendíneo, semimembranáceo, bíceps femoral)
Secundários: Glúteo máximo, gastrocnêmio

Enfoque anatômico

Posição dos pés: Se seus dedos estiverem apontando diretamente para a frente (a), serão enfatizados os três músculos isquiocrurais. Se forem apontados para dentro (b), serão enfatizados os músculos isquiocrurais internos (semimembranáceo e semitendíneo). Se forem apontados para fora (c), essa direção concentrará o esforço na parte externa dos músculos isquiocrurais (bíceps femoral). Com os tornozelos mantidos em 90° de dorsiflexão, será minimizada a contribuição dos músculos da panturrilha; isso ajudará a isolar os isquiocrurais. A posição em pé nas pontas dos dedos permite a participação dos músculos da panturrilha no exercício.

Espaçamento dos pés: O posicionamento dos pés com afastamento igual à largura dos quadris é a posição-padrão. Um espaçamento mais aberto dos pés enfoca os músculos posteriores da coxa internos (semimembranáceo e semitendíneo), enquanto um espaçamento mais fechado enfatiza o esforço da parte externa dos músculos isquiocrurais (bíceps femoral). O espaçamento dos pés fica limitado pelo tamanho do rolo acolchoado.

Posição do corpo: A superfície acolchoada da maioria dos aparelhos tem uma angulação no nível do quadril, o que dobra ligeiramente o tronco para a frente. Essa posição do corpo inclina a pelve e alonga os isquiocrurais, ajudando no isolamento dos músculos. Mantenha a coluna vertebral reta e não eleve o peito para a frente.

Amplitude de movimento: Dobre os joelhos o máximo possível durante a fase de subida. Interrompa o movimento alguns graus antes da extensão completa na parte baixa do exercício; dessa forma, é mantida a tensão nos músculos isquiocrurais, sendo ainda minimizada a tensão na articulação do joelho.

Resistência: A resistência é razoavelmente uniforme, mas em muitos dos aparelhos mais modernos ela é mais baixa na posição inicial, em que os músculos isquiocrurais estão completamente alongados e mais vulneráveis a lesões.

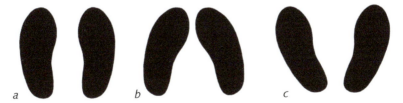

Posições dos pés: (a) dedos para a frente; (b) dedos para dentro; (c) dedos para fora.

VARIAÇÃO

Flexão de pernas na posição sentada

O encosto vertical do aparelho para flexão de pernas sentado gera um ângulo de flexão do quadril de 90° entre o tronco e as coxas. Embora essa posição do corpo permita maior alongamento, também impede a extensão do quadril, necessária para a máxima contração dos músculos isquiocrurais.

FLEXÃO DE PERNAS, POSIÇÃO EM PÉ

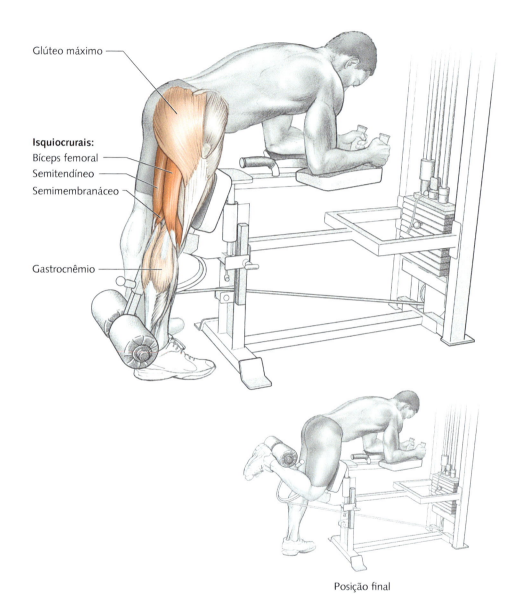

Posição final

Execução

1. De frente para o aparelho, coloque um calcanhar por baixo do rolo almofadado e apoie o peso do seu corpo com a outra perna.
2. Levante o peso dobrando o joelho e elevando o calcanhar na direção da nádega.
3. Abaixe o peso de volta para a posição inicial.

Músculos envolvidos

Primários: Músculos isquiocrurais (semitendíneo, semimembranáceo, bíceps femoral)
Secundários: Glúteo máximo, gastrocnêmio

Enfoque anatômico

Posição dos pés: Se seus dedos estiverem retos, apontando diretamente para a frente (a), serão enfatizados os três músculos isquiocrurais. Se forem apontados para dentro (b), serão enfatizados os músculos isquiocrurais internos (semimembranáceo e semitendíneo). Se forem apontados para fora (c), essa direção concentrará o esforço na parte externa dos músculos isquiocrurais (bíceps femoral). Com os tornozelos mantidos em 90° de dorsiflexão, será minimizada a contribuição dos músculos da panturrilha; isso ajudará a isolar os músculos isquiocrurais.

Posição do corpo: A superfície acolchoada da maioria dos aparelhos tem uma angulação no nível do quadril, o que dobra ligeiramente o tronco para a frente. Essa posição do corpo inclina a pelve e alonga os músculos isquiocrurais, o que ajuda no isolamento dos músculos. Dependendo do modelo do aparelho, a perna de apoio pode assumir uma posição em pé ou ajoelhada (ver seção Variação).

Amplitude de movimento: Dobre os joelhos o máximo possível durante a fase de subida. Interrompa o movimento alguns graus antes da extensão completa na parte baixa do exercício; dessa forma, será mantida a tensão nos músculos isquiocrurais, sendo ainda minimizada a tensão na articulação do joelho.

Resistência: Ao contrário da flexão de pernas deitado, a flexão de perna em pé é executada com uma de cada vez, o que favorece o isolamento do músculo e o enfoque. A resistência é razoavelmente uniforme, mas em muitos dos aparelhos mais modernos é mais baixa na posição inicial, em que os músculos isquiocrurais estão completamente alongados e mais vulneráveis a lesões.

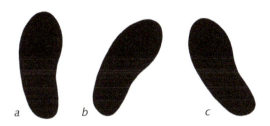

Posições dos pés: (*a*) dedos para a frente; (*b*) dedos para dentro; (*c*) dedos para fora.

VARIAÇÃO

Flexão de pernas, posição ajoelhada

Utilizando esse aparelho, a perna que não está trabalhando fica apoiada em uma almofada (i. e., posição ajoelhada), e o tronco fica apoiado nos cotovelos. Tendo em vista que o tronco fica inclinado para a frente (na cintura), os músculos isquiocrurais ficam alongados – uma vantagem em comparação com o exercício no aparelho de flexão de pernas na posição em pé.

LEVANTAMENTO-TERRA COM PERNAS ESTENDIDAS

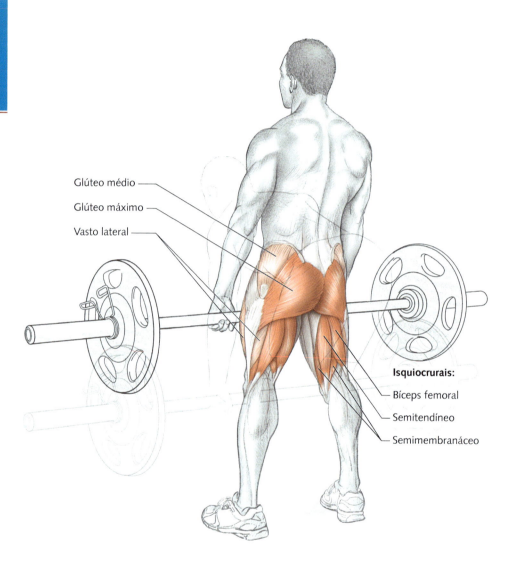

Execução

1. Fique em pé e mantenha o corpo ereto, com os pés diretamente abaixo dos quadris, segurando uma barra com os braços estendidos.
2. Incline-se para a frente (use a cintura) abaixando o peso, mas mantendo as pernas estendidas.
3. Pare antes que o peso toque o chão e volte à posição inicial.

Músculos envolvidos

Primários: Músculos isquiocrurais (semitendíneo, semimembranáceo, bíceps femoral), glúteo máximo

Secundários: Eretores da espinha (sacroespinal), quadríceps femoral (reto femoral, vastos lateral, medial e intermédio)

Enfoque anatômico

Espaçamento dos pés: Posicione os pés diretamente abaixo dos quadris. Um posicionamento mais aberto enfatiza mais os músculos isquiocrurais internos.

Posição dos pés: Aponte os dedos diretamente para a frente ou ligeiramente para fora.

Pegada: As mãos devem ficar com um espaçamento igual à largura dos ombros, de modo que os braços fiquem pendentes na vertical e as mãos avancem ao longo da parte externa das coxas. Uma pegada "por cima-por baixo" (i. e., uma das palmas das mãos voltada para a frente e a outra voltada para trás) impedirá a rolagem da barra.

Trajetória: A barra deve se deslocar diretamente para cima e para baixo, junto ao corpo.

Posição do corpo: Os joelhos podem estar ligeiramente dobrados, mas devem ser mantidos estendidos, para que os músculos isquiocrurais sejam isolados. Mantenha as costas retas durante todo o movimento. A execução desse exercício com região metatarsal dos dois pés sobre um disco de peso de meia polegada (1,3 cm) é um modo seguro de pré-alongar os músculos isquiocrurais.

Amplitude de movimento: Abaixe o peso até que os músculos isquiocrurais atinjam o alongamento completo, sem que ocorra arqueamento da coluna vertebral. Não há necessidade de executar esse exercício em pé sobre um banco ou bloco (i. e., como artifício para aumentar a amplitude de movimento). Quando a pelve ficar completamente inclinada para a frente, os músculos isquiocrurais estarão em posição de alongamento máximo. O arqueamento da coluna vertebral na região lombar não terá qualquer efeito nos músculos isquiocrurais nem aumentará a amplitude de movimento para baixo. O arqueamento da coluna vertebral lombar meramente aumentará o risco de lesão. Dependendo de sua flexibilidade, a barra deverá ser abaixada até um ponto abaixo de seus joelhos, ou imediatamente acima dos tornozelos.

Resistência: O levantamento-terra com pernas estendidas exige o uso de um peso menor do que o utilizado durante o levantamento-terra básico para fortalecimento da região lombar (ver Cap. 3).

VARIAÇÃO

Levantamento-terra com pernas estendidas, no aparelho

Este exercício também pode ser executado no aparelho Smith, como descrito no Levantamento--terra com aparelho do Capítulo 3.

LEVANTAMENTO-TERRA COM HALTERES, PERNAS ESTENDIDAS

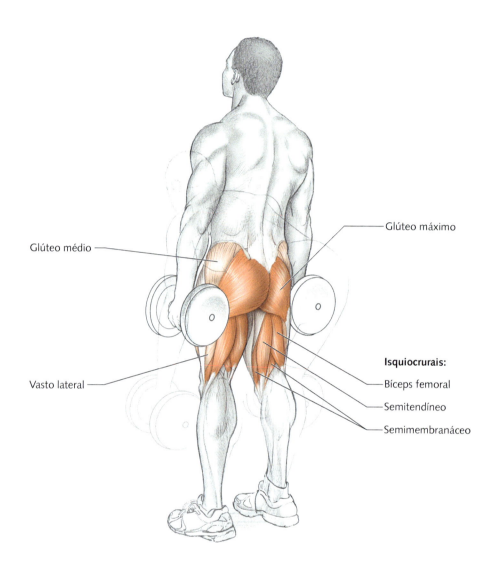

Execução

1. Na posição ereta em pé, pés diretamente abaixo dos quadris, segure um haltere em cada mão com os braços estendidos.
2. Flexione a cintura para a frente, baixando os pesos enquanto mantém as pernas estendidas.
3. Interrompa o movimento antes que os halteres toquem o chão e retorne à posição inicial.

Músculos envolvidos

Primários: Isquiocrurais (semitendíneo, semimembranáceo, bíceps femoral), glúteo máximo
Secundários: Eretores da espinha (sacroespinal), quadríceps femoral (reto femoral, vasto lateral, vasto medial, vasto intermédio)

Enfoque anatômico

Espaçamento dos pés: Posicione os pés diretamente abaixo dos quadris. Uma postura aberta aplica maior ênfase na parte interna dos isquiocrurais.

Posição do pé: Os dedos dos pés ficam diretamente apontados para a frente, ou ligeiramente para fora.

Pegada: Segure os halteres com afastamento igual à largura dos ombros e com os braços verticais, de modo que os pesos fiquem afastados das pernas ao serem mobilizados para cima e para baixo, ao longo da parte externa das coxas.

Trajetória: Os halteres devem se deslocar diretamente para cima e para baixo, permanecendo junto ao corpo.

Posição do corpo: Os joelhos podem ficar ligeiramente dobrados, mas devem permanecer estendidos, para o isolamento dos isquiocrurais. Mantenha as costas eretas durante todo o movimento.

Amplitude de movimento: Abaixe o peso até que os isquiocrurais fiquem completamente alongados, sem encurvar a coluna vertebral. Dependendo da flexibilidade pessoal, abaixe os halteres até um ponto abaixo dos joelhos, ou imediatamente acima dos tornozelos.

Resistência: Este exercício deve ser executado com um peso menor do que o usado durante o levantamento-terra básico com barra, para fortalecimento da região lombar (ver Cap. 3).

PANTURRILHA, POSIÇÃO EM PÉ

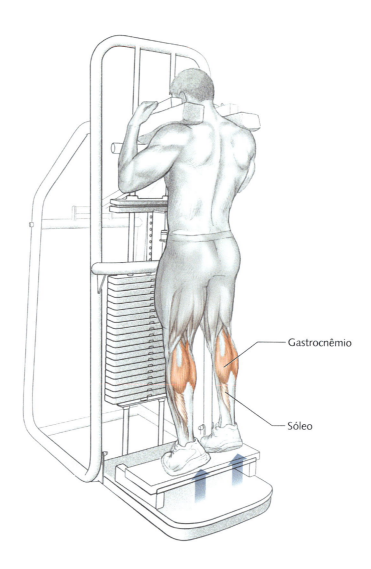

Execução

1. Fique em pé com os dedos dos pés sobre a plataforma e os ombros por baixo das almofadas; abaixe os calcanhares o máximo possível, para obtenção de um alongamento completo.
2. Levante o peso elevando os calcanhares até onde for possível, mantendo as pernas estendidas.
3. Abaixe lentamente os calcanhares, de volta à posição inicial.

Músculos envolvidos

Primário: Gastrocnêmio
Secundário: Sóleo

Enfoque anatômico

Posição dos pés: Se os dedos dos pés estiverem apontando diretamente para a frente (a), será trabalhado o gastrocnêmio inteiro. Dedos apontados para fora (b) enfatizarão a cabeça interna (medial) do músculo, enquanto dedos apontados para dentro (c) enfocarão a parte da cabeça externa (lateral).

Espaçamento dos pés: O posicionamento dos pés com afastamento igual à largura dos quadris trabalhará o gastrocnêmio inteiro. Uma postura aberta (a) tende a enfatizar a cabeça interna (medial) do músculo, enquanto uma postura fechada (b) trabalha a cabeça externa (lateral).

Posição do corpo: Mantenha os joelhos estendidos e as costas retas. A manutenção dos joelhos estendidos e bloqueados alonga o gastrocnêmio, o que ajuda a concentrar o esforço nesse músculo e minimiza a ação do sóleo. Se os joelhos dobrarem, isso permitirá que o sóleo contribua para o movimento.

Amplitude de movimento: Para maximizar a amplitude de movimento, busque fazer um alongamento máximo na parte baixa do exercício e contração máxima na parte alta.

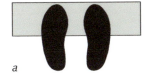 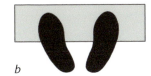 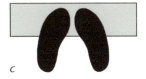

Posições dos pés: (*a*) dedos para a frente; (*b*) dedos para fora; (*c*) dedos para dentro.

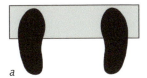 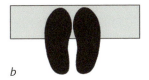

Espaçamento dos pés: (*a*) postura aberta; (*b*) postura fechada.

VARIAÇÕES

Panturrilha com aparelho Smith

Este exercício pode ser executado no aparelho Smith, na posição em pé sobre um bloco de madeira com 7,5 cm de altura.

PANTURRILHA UNILATERAL COM HALTERE

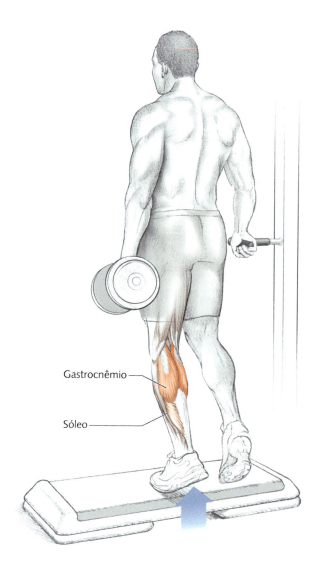

Execução

1. Segure um haltere em uma das mãos e posicione os dedos do pé do mesmo lado sobre uma plataforma com 7,5 cm de altura. Abaixe o calcanhar até onde for possível. Apoie o tronco com a mão livre.
2. Levante o peso com a máxima elevação possível do calcanhar, mantendo a perna estendida.
3. Abaixe lentamente o calcanhar de volta à posição inicial. Execute elevações de panturrilha com uma perna por vez. Depois de executado o número desejado de repetições, troque para a outra perna.

Músculos envolvidos

Primário: Gastrocnêmio
Secundário: Sóleo

Enfoque anatômico

Posição do pé: A posição do pé com os dedos apontados diretamente para a frente trabalha todo o músculo gastrocnêmio. Dedos apontados para dentro ou para fora podem transferir a ênfase entre as cabeças interna (medial) e externa (lateral) do músculo.

Posição do corpo: Manter o joelho completamente estendido ajuda a isolar o gastrocnêmio. Uma leve flexão no joelho permite que o sóleo contribua para o movimento.

Amplitude de movimento: Para a maximização da amplitude de movimento, você deve tentar um alongamento completo na parte baixa do movimento e uma contração completa na parte alta. O movimento deve ocorrer no tornozelo, não na articulação do joelho.

Trajetória: A plataforma de apoio deve ter altura suficiente para permitir uma amplitude de movimento completa sem que o calcanhar faça contato com o chão durante a fase de descida.

ELEVAÇÃO DE PANTURRILHA

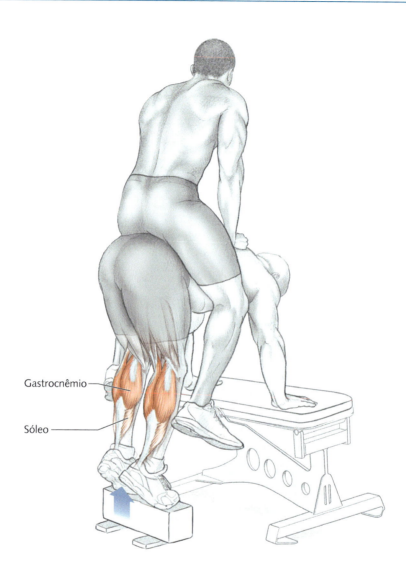

Execução

1. Coloque os dedos dos pés sobre um bloco de 7,5 cm de altura, incline-se para a frente e apoie o tronco no banco; abaixe os calcanhares o máximo possível.
2. Levante o peso pela elevação dos calcanhares o máximo possível, mantendo as pernas estendidas.
3. Abaixe lentamente os calcanhares até a posição inicial.

Músculos envolvidos

Primário: Gastrocnêmio
Secundário: Sóleo

Enfoque anatômico

Posição dos pés: Se os dedos dos pés estiverem apontando diretamente para a frente (a), será trabalhado o gastrocnêmio inteiro. Dedos apontados para fora (b) enfatizarão a cabeça interna (medial) do músculo, enquanto dedos apontados para dentro (c) enfocarão a cabeça externa (lateral).
Espaçamento dos pés: O posicionamento dos pés com afastamento igual à largura dos quadris trabalhará o gastrocnêmio inteiro. Uma postura aberta tende a enfatizar a cabeça interna (medial) do músculo, enquanto uma postura fechada trabalha a cabeça externa (lateral).
Posição do corpo: Mantenha as costas retas e o tronco paralelo ao chão. A manutenção dos joelhos estendidos e bloqueados ajuda a isolar o gastrocnêmio. Se os joelhos estiverem ligeiramente dobrados, isso permitirá que o sóleo contribua para o movimento.
Amplitude de movimento: Para maximizar a amplitude de movimento, procure fazer um alongamento máximo na parte baixa do exercício e uma contração máxima na parte alta.
Trajetória: O bloco de apoio deve ser alto o suficiente para permitir uma amplitude máxima de movimento, sem que os calcanhares toquem o chão durante a fase de descida.
Resistência: Peça a um colega para apoiar-se sobre seus quadris, para que o peso de seu corpo proporcione resistência.

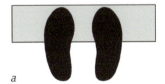 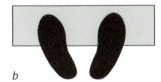 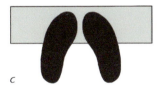

Posições dos pés: (a) dedos para a frente; (b) dedos para fora; (c) dedos para dentro.

VARIAÇÃO

Elevação de panturrilha com aparelho

Este exercício pode ser executado em um aparelho em que o peso é transmitido por meio de uma almofada apoiada na região lombar.

PANTURRILHA EM APARELHO

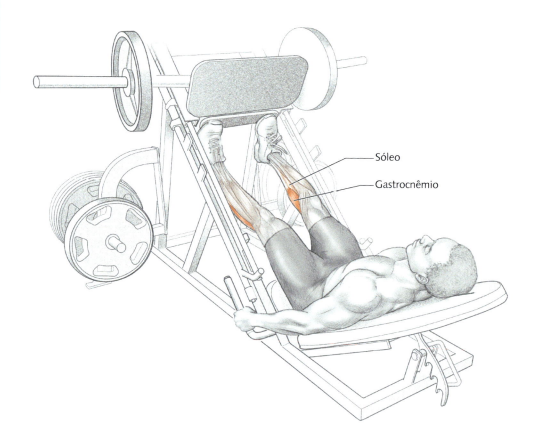

Execução

1. Sente-se em um aparelho de *leg press*. Coloque a região metatarsal dos pés sobre a borda da plataforma e abaixe o peso o máximo possível, mantendo os joelhos retos.
2. Empurre o peso para cima até onde puder, contraindo os músculos da panturrilha.
3. Abaixe lentamente o peso até a posição inicial.

Músculos envolvidos

Primário: Gastrocnêmio
Secundário: Sóleo

Enfoque anatômico

Posição dos pés: Se os dedos dos pés estiverem apontando diretamente para a frente (a), será trabalhado o gastrocnêmio inteiro. Dedos apontados para fora (b) enfatizarão a cabeça interna (medial) do músculo, enquanto dedos apontados para dentro (c) enfocarão a cabeça externa (lateral).

Espaçamento dos pés: O posicionamento dos pés com afastamento igual à largura dos quadris trabalhará o gastrocnêmio inteiro. Uma postura aberta tende a enfatizar a cabeça interna (medial) do músculo, enquanto uma postura fechada trabalha a cabeça externa (lateral).

Posição do corpo: Em termos biomecânicos, esse exercício pode ser chamado "panturrilha sentado com pernas estendidas". Mantenha os joelhos estendidos, de modo que o movimento ocorra exclusivamente nos tornozelos. Se os joelhos forem mantidos completamente estendidos, isso ajudará a isolar o gastrocnêmio. Se os joelhos estiverem ligeiramente dobrados, isso permitirá que o sóleo contribua para o movimento.

Amplitude de movimento: Para maximizar a amplitude de movimento, procure fazer um alongamento máximo na parte baixa do exercício e contração máxima na parte alta.

Resistência: No aparelho de *leg press*, a resistência é transmitida por meio da plataforma. Tendo em vista que os joelhos são mantidos estendidos e o tronco fica inclinado em 90° com relação às pernas, esse exercício é similar ao Elevação de panturrilha, descrito anteriormente.

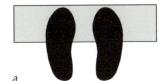 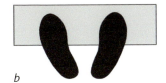 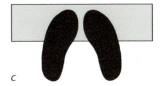

Posições dos pés: (*a*) dedos para a frente; (*b*) dedos para fora; (*c*) dedos para dentro.

VARIAÇÃO

Panturrilha em aparelho trenó

Tipicamente, aparelho trenó para panturrilha consiste em uma plataforma fixa para apoio dos pés, em que a resistência é transmitida através de um trenó móvel para o tronco. Você deve ficar numa posição deitada em supino no trenó com os ombros contra as almofadas e os pés na plataforma. Coloque os dedos e a região metatarsal dos pés sobre a plataforma com as pernas retas. Abaixe os calcanhares para um alongamento completo e, em seguida, levante o peso, elevando os calcanhares ao máximo possível.

PANTURRILHA, POSIÇÃO SENTADA

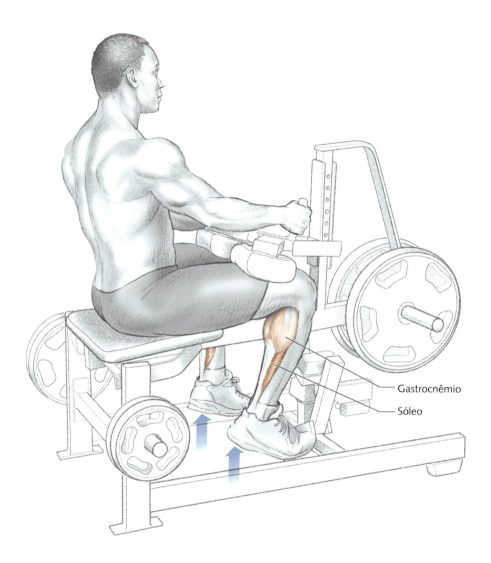

Gastrocnêmio
Sóleo

Execução

1. Coloque a região metatarsal dos pés na plataforma do aparelho, posicione as almofadas transversalmente à parte inferior das coxas e abaixe os calcanhares o máximo possível.
2. Levante o peso elevando os calcanhares até o ponto mais elevado possível.
3. Abaixe lentamente os calcanhares até a posição inicial.

Músculos envolvidos

Primário: Sóleo
Secundário: Gastrocnêmio

Enfoque anatômico

Posição dos pés: Se os dedos dos pés estiverem apontando diretamente para a frente (a), será trabalhado o gastrocnêmio inteiro. Dedos apontados para fora (b) enfatizarão a cabeça interna (medial) do músculo, enquanto dedos apontados para dentro (c) enfocarão a seção externa do músculo.

Espaçamento dos pés: O posicionamento dos pés com afastamento igual à largura dos quadris trabalhará o gastrocnêmio inteiro. Uma postura aberta tende a enfatizar a cabeça interna (medial) do músculo, enquanto uma postura fechada trabalha a cabeça externa (lateral).

Posição do corpo: Posicione a almofada imediatamente acima dos joelhos, não alto demais nas coxas. Na posição sentada, os joelhos dobrados enfatizam tanto o sóleo como o gastrocnêmio.

Amplitude de movimento: Para maximizar a amplitude de movimento, procure fazer um alongamento máximo na parte baixa do exercício e contração máxima na parte alta.

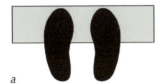 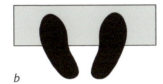 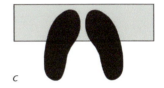

Posições dos pés: (*a*) dedos para a frente; (*b*) dedos para fora; (*c*) dedos para dentro.

VARIAÇÃO

Panturrilha com barra, posição sentada

Execute o exercício sentado em um banco. Os dedos dos pés ficam sobre um bloco e a barra repousa transversalmente na parte baixa das coxas.

CAPÍTULO 6
ABDOMINAIS

A parede abdominal (Fig. 6.1) pode ser dividida em duas partes anatomicamente distintas, cada uma delas funcionando de modo diferente. A parede frontal consiste em um músculo, o reto do abdome (também conhecido como "abs"). Esse músculo tem sua origem na margem inferior da caixa torácica e esterno e avança verticalmente para baixo, inserindo-se no osso púbis. Os dois músculos retos do abdome (um de cada lado) estão contidos em uma bainha da fáscia que forma a demarcação central até a metade dos abs, conhecida como linha alba. As divisões da fáscia nos músculos são responsáveis pelo aspecto de "abdome ondulado". Os músculos retos do abdome promovem flexão do tronco, inclinando o tronco para a frente na direção das pernas. O movimento é executado pelos abs superiores, que tracionam a caixa torácica para baixo na direção da pelve, ou pelos abs inferiores, que levantam a pelve na direção do tórax.

A parede lateral consiste em três camadas de músculos. O oblíquo externo do abdome é a camada externa visível que avança obliquamente para baixo, desde a caixa torácica até a pelve. A camada média é o oblíquo interno do abdome, que avança obliquamente para cima desde a pelve até as costelas. O oblíquo interno do abdome se situa embaixo do oblíquo externo do abdome, e as fibras dos dois músculos se entrecruzam em ângulo reto. A camada mais interna é o transverso do abdome, que atravessa horizontalmente a parede abdominal. A contração dos músculos oblíquos em um dos lados faz com que o tronco se incline lateralmente. A contração simultânea dos oblíquos nos dois lados ajuda o músculo reto do abdome na flexão do tronco e também imobiliza a parede abdominal sempre que um peso é levantado. Observe que apenas a camada externa do oblíquo externo do abdome fica visível.

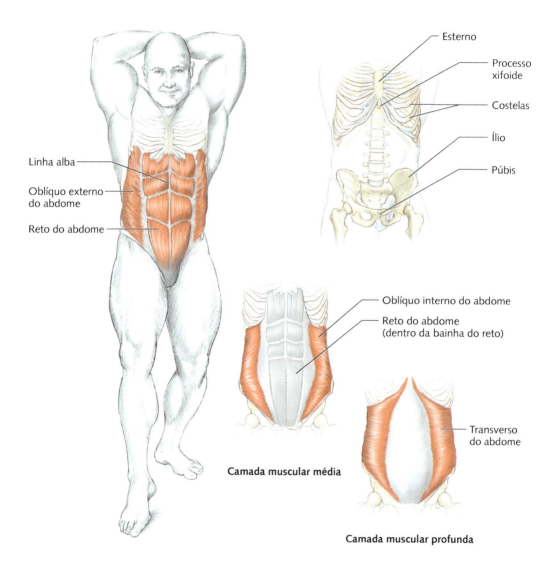

Figura 6.1 Exibição da musculatura abdominal.

O músculo serrátil anterior faz parte da parede lateral do tórax. Ele tem sua origem atrás da escápula e passa para a frente em torno da parede torácica para se fixar às oito primeiras costelas. A borda serrilhada desse músculo emerge debaixo da margem externa do músculo peitoral, enviando projeções digitiformes para o oblíquo externo do abdome. O serrátil anterior traciona a (ou faz protração da) escápula para a frente, estabilizando esse osso contra a parede torácica. O serrátil anterior cumpre uma função acessória essencial sempre que ocorre contração dos músculos peitoral maior e latíssimo do dorso. O serrátil anterior também pode ser mobilizado durante exercícios que trabalham os músculos oblíquos. Para mais informações sobre o músculo serrátil anterior, ver Capítulo 2.

Uma série abdominal efetiva consiste em exercícios que se direcionam a todas as áreas da seção média do corpo. Para os abs superiores, selecione um abdominal grupado (*crunch*) ou um exercício de abdominais. Para os abs inferiores, escolha elevações de pernas, elevações de joelhos ou abdominais grupados invertidos. Para completar a série, enfoque a parede lateral com uma manobra de torção, abdominal grupado oblíquo ou inclinação lateral.

ABDOMINAL

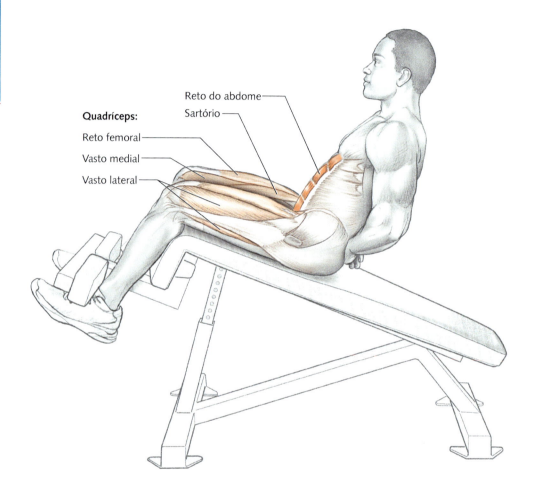

Execução

1. Coloque os pés embaixo do suporte almofadado e sente no banco declinado com o tronco ereto.
2. Abaixe o tronco para trás até que fique praticamente paralelo ao chão.
3. Retorne à posição vertical, dobrando na cintura.

Músculos envolvidos

Primário: Reto do abdome
Secundários: Quadríceps femoral (reto femoral, vasto lateral, vasto medial, vasto intermédio), flexores do quadril (sartório, iliopsoas)

Enfoque anatômico

Posição das mãos: Você pode manter as mãos unidas atrás da região lombar, cruzá-las à frente do tórax ou entrelaçá-las atrás da cabeça. Com a troca de posição das mãos, da região lombar para o tórax e para a cabeça, a resistência relativa aumenta.
Posição dos pés: Prenda os pés sob um rolo acolchoado ou um suporte comparável.
Posição do corpo: Dobre os joelhos para reduzir a tensão incidente na região lombar.
Amplitude de movimento: O tronco deve estar verticalmente ereto na posição sentada, com o abdome praticamente tocando as coxas. Abaixe o tronco para trás até que fique praticamente paralelo ao chão, cerca de três quartos do movimento até o banco. Não incline demasiadamente o tronco, porque quando a tensão for liberada dos abdominais, ela irá incidir na região lombar.
Trajetória: Normalmente, o ângulo de declinação do banco é de 30° a 45°. A inclinação do banco em um ângulo maior aumenta a dificuldade do exercício.
Resistência: Aumente a resistência inclinando o banco em um ângulo maior, ou segurando um disco de peso sobre o peito.

VARIAÇÃO

Abdominal no chão

Este exercício pode ser executado na posição sentada no chão, com os joelhos dobrados e os pés firmados no chão.

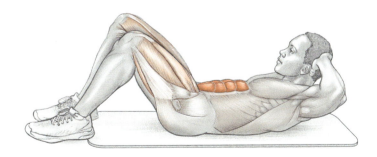

ABDOMINAL GRUPADO

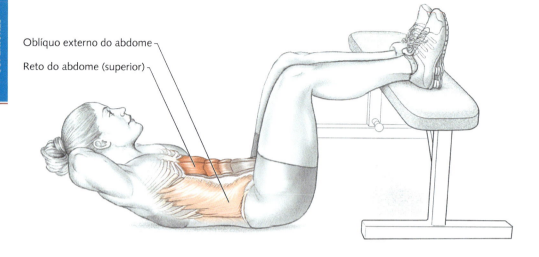

Oblíquo externo do abdome
Reto do abdome (superior)

Execução

1. Deite-se de costas no chão, com os quadris dobrados a 90° e as mãos atrás da cabeça.
2. Eleve os ombros do chão, comprimindo o tórax para a frente e mantendo a região lombar em contato com o chão.
3. Abaixe os ombros de volta à posição inicial.

Músculos envolvidos

Primário: Reto do abdome (superior)
Secundários: Oblíquos externo do abdome, oblíquo interno do abdome

Enfoque anatômico

Posição das mãos: Você pode manter as mãos ao lado do corpo, cruzá-las à frente do tórax ou entrelaçá-las atrás da cabeça. Com a troca de posição das mãos da região lombar para o tórax e para a cabeça, a resistência relativa aumenta.

Posição dos pés: Você pode colocar os pés no chão, perto das nádegas, ou elevá-los em um banco. Com as pernas elevadas, a resistência aumenta.

Posição do corpo: As coxas devem estar dobradas em um ângulo de 90° com o tronco. As pernas podem ficar apoiadas no alto de um banco plano, ou os pés podem ficar posicionados no chão, perto das nádegas.

Amplitude de movimento: O movimento do abdominal grupado ocorre na região superior da coluna vertebral, e os ombros se elevam alguns centímetros do chão. A região lombar permanece em contato com o chão, e não há movimento nos quadris. Essa situação contrasta com o abdominal, em que o movimento ocorre na cintura e nos quadris.

Resistência: Você pode aumentar o grau de dificuldade colocando as mãos atrás da cabeça ou elevando as pernas em um banco.

ABDOMINAL GRUPADO COM CORDA

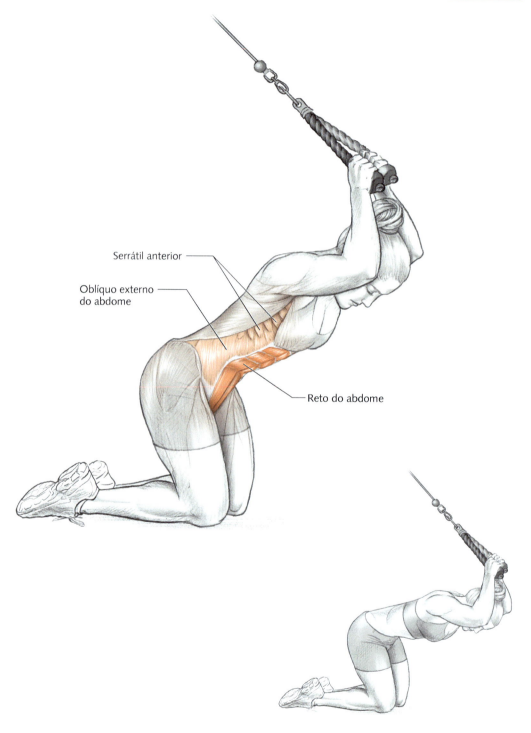

Posição final

Execução

1. Ajoelhe no chão embaixo de uma polia alta voltado para a pilha de pesos ou no sentido oposto. Segure a corda com as duas mãos, atrás da cabeça.
2. Puxe o peso para baixo, encurvando o tronco e inclinando a cintura.
3. Retorne à posição inicial.

Músculos envolvidos

Primário: Reto do abdome
Secundários: Oblíquo externo do abdome, oblíquo interno do abdome, serrátil anterior

Enfoque anatômico

Posição das mãos: Você pode segurar a corda acima da cabeça, nas laterais da cabeça, ou à frente da parte superior do peito. Quanto mais elevadas estiverem as mãos, maior será a dificuldade.

Posição do corpo: O exercício pode ser executado de frente ou de costas para a pilha de pesos, dependendo da preferência pessoal.

Amplitude de movimento: O tronco deve se mover da posição vertical até ficar quase paralelo ao chão.

Trajetória: Se você se posicionar a pouca distância da polia, será beneficiado com maior amplitude de movimento ao fazer o abdominal grupado.

Resistência: Altere a resistência, ajustando a pilha de pesos.

VARIAÇÃO

Abdominal grupado com corda em aparelho

Diversos aparelhos permitem a execução do abdominal grupado com corda. Alguns aparelhos estão providos de uma almofada lombar para apoio da parte inferior das costas durante o movimento do tronco; a resistência é proporcionada por uma polia com cabo situada acima da cabeça.

ABDOMINAL GRUPADO NO APARELHO

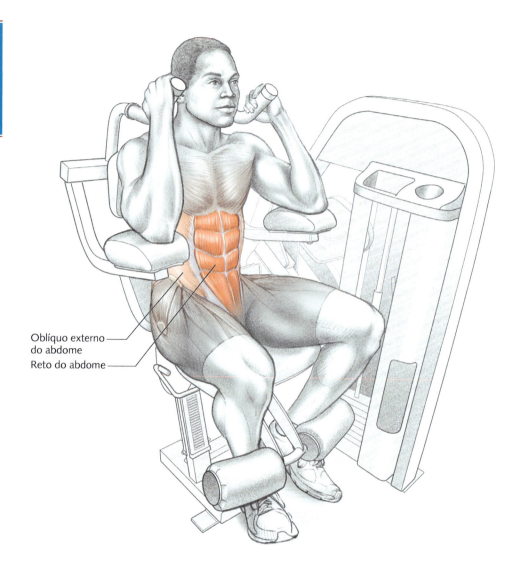

Oblíquo externo do abdome
Reto do abdome

Execução

1. Sente-se no assento do aparelho, segure os pegadores e coloque os pés sob os suportes almofadados.
2. Faça o abdominal, inclinando o tronco na direção dos joelhos.
3. Retorne à posição vertical.

Músculos envolvidos

Primário: Reto do abdome
Secundários: Oblíquo externo do abdome, oblíquo interno do abdome, serrátil anterior

Enfoque anatômico

Posição das mãos: Dependendo do modelo do aparelho, as mãos seguram os pegadores ao lado da cabeça ou simplesmente ficam pousadas no suporte peitoral.

Posição dos pés: Os pés podem ficar posicionados no chão ou embaixo dos suportes para tornozelo, dependendo do modelo do aparelho.

Posição do corpo: Em alguns aparelhos os pegadores oferecem resistência, ao passo que em outros a resistência é transmitida por meio de um suporte peitoral.

Amplitude de movimento: O tronco deve se movimentar da posição vertical até ficar quase paralelo ao chão.

Resistência: Dependendo do modelo do aparelho, o peso será ajustado por você ao segurar os pegadores ou com a movimentação do suporte peitoral. Ajuste a pilha de pesos para variar a resistência.

VARIAÇÃO

Abdominal grupado no aparelho com suporte peitoral

Em alguns aparelhos para abdominais, a resistência é proporcionada por meio de um suporte peitoral.

ABDOMINAL, POSIÇÃO SENTADA

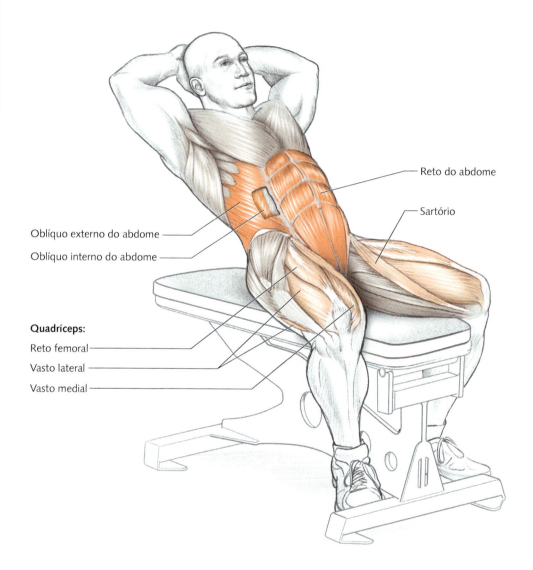

Execução

1. Sente-se com as costas eretas no aparelho de abdominal; flexione os joelhos e enganche os pés por baixo do suporte almofadado.
2. Abaixe o tronco para trás até que fique praticamente paralelo ao chão.
3. Retorne à posição ereta, com flexão da cintura.

Músculos envolvidos

Primários: Reto do abdome, oblíquo externo do abdome, oblíquo interno do abdome
Secundários: Quadríceps femoral (reto femoral, vasto lateral, vasto medial, vasto intermédio), flexores do quadril (sartório, iliopsoas)

Enfoque anatômico

Posição do corpo: Sente-se no aparelho com os joelhos dobrados em 90°.
Posição do pé: Enganche os pés por baixo de um rolo almofadado, ou suporte comparável.
Posição das mãos: As mãos podem ficar unidas por trás da região lombar, cruzadas à frente do tórax, ou entrelaçadas por trás da cabeça. A resistência relativa aumenta à medida que as mãos passam da região lombar para o tórax e para a cabeça.
Amplitude de movimento: Na posição inicial, o tronco deve ficar quase verticalmente ereto e deve abaixar em aproximadamente 60° a 90° durante o exercício. Se a inclinação para trás ou para a frente for demasiada, a tensão deixará de incidir na musculatura abdominal.
Resistência: Você pode aumentar a resistência segurando um peso junto ao peito.

VARIAÇÃO

Abdominal com torção, posição sentada

Acrescente um movimento de torção durante o abdominal na posição sentada; isso faz com que os músculos oblíquos contribuam mais para o exercício. Durante o abdominal, torça o tronco, direcionando o cotovelo direito para o joelho esquerdo. Abaixe até a posição inicial. Durante a repetição seguinte, direcione o cotovelo esquerdo até o joelho direito.

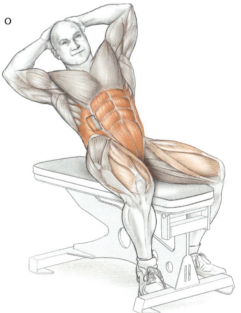

ELEVAÇÃO DE PERNAS, CORPO INCLINADO

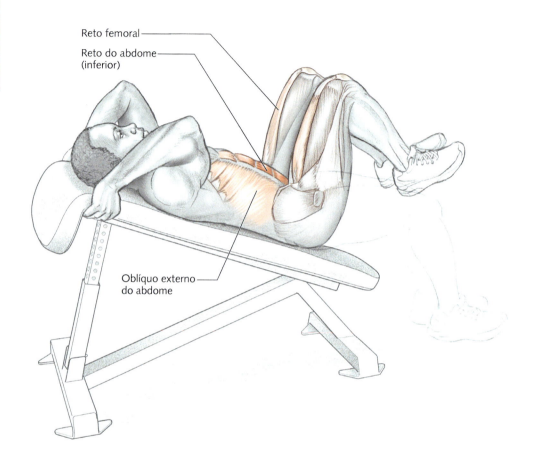

Reto femoral
Reto do abdome (inferior)
Oblíquo externo do abdome

Execução

1. Deite-se de costas em um banco abdominal inclinado, com as pernas para baixo, as mãos segurando a cabeceira do banco, por trás da cabeça.
2. Levante as pernas (nos quadris) e impulsione as coxas na direção do tórax, mantendo os joelhos ligeiramente dobrados.
3. Abaixe lentamente as pernas de volta à posição inicial.

Músculos envolvidos

Primário: Reto do abdome (inferior)
Secundários: Oblíquo externo do abdome, oblíquo interno do abdome, iliopsoas, reto femoral

Enfoque anatômico

Posição das mãos: As mãos estabilizam o tronco, ao segurarem no banco ou nos pegadores situados acima da cabeça.

Posição dos pés: Mantenha os pés unidos, com os joelhos ligeiramente dobrados.

Posição do corpo: A parte superior do tronco deve permanecer em contato com o banco. Ao levantar as pernas, levante ligeiramente a pelve do banco, para maximizar a contração nos abdominais inferiores.

Amplitude de movimento: Para maximizar a contração muscular na parte de subida do exercício, eleve os joelhos o máximo possível na direção do tórax. Para manter a tensão no abdome, não abaixe completamente as pernas, e nem permita que os pés toquem o chão.

Trajetória: O ângulo entre o banco e o chão afeta o grau de dificuldade. A inclinação do banco em um ângulo maior aumenta a dificuldade do exercício.

Resistência: Diminua a inclinação abaixando o banco para diminuir a resistência ou aumente a inclinação elevando o banco para aumentar a resistência.

VARIAÇÃO

Elevação de pernas com peso, corpo inclinado

Você pode executar este exercício segurando um haltere entre os pés para aumentar a resistência.

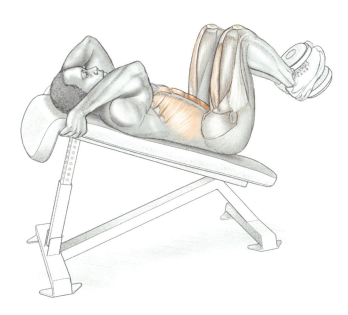

ELEVAÇÃO DE PERNAS EM BARRA FIXA, CORPO PENDENTE

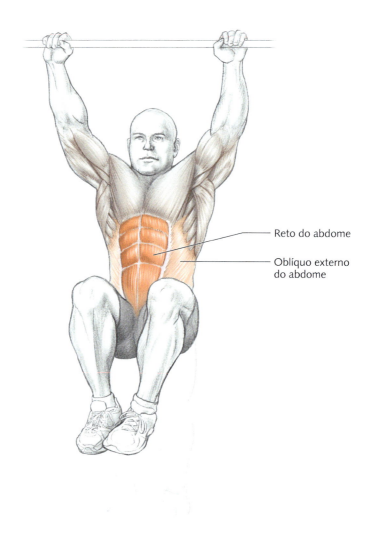

Reto do abdome
Oblíquo externo do abdome

Execução

1. Pendure-se com as mãos em uma barra fixa, ou coloque os cotovelos em um par de *AB Slings* (protetores que se prendem à barra para sustentar o peso do corpo); as pernas ficam livremente pendentes.
2. Levante simultaneamente os joelhos, ligeiramente dobrados, na direção do tórax.
3. Abaixe lentamente as pernas de volta à posição inicial, sem balançar.

Músculos envolvidos

Primário: Reto do abdome
Secundários: Oblíquo externo do abdome, oblíquo interno do abdome, iliopsoas, reto femoral

Enfoque anatômico

Posição das mãos: Segure a barra com as mãos a uma distância igual à largura dos ombros, e com o dorso das mãos voltado para cima. Pendure-se com os braços estendidos. Como alternativa, use um par de protetores para apoio dos antebraços, como o *AB Sling*.
Posição dos pés: Mantenha os pés unidos, com os joelhos ligeiramente dobrados.
Posição do corpo: O tronco deve ficar pendente na vertical, perpendicularmente ao chão.
Amplitude de movimento: Eleve os joelhos ao máximo possível, para maximizar o esforço muscular. Ao abaixar as pernas, mantenha os joelhos ligeiramente dobrados, para que seja mantida a tensão nos músculos abdominais inferiores.
Trajetória: Ao elevar as pernas, levante a pelve para maximizar a contração dos abdominais inferiores.
Resistência: O exercício ficará mais difícil se você tentar manter as pernas estendidas. Quanto mais os joelhos estiverem dobrados, mais fácil se tornará o exercício.

VARIAÇÃO

Elevação das pernas na vertical

Neste aparelho, as costas ficam apoiadas contra um encosto e os cotovelos repousam em suportes almofadados. Esta versão evita que as pernas e o tronco balancem.

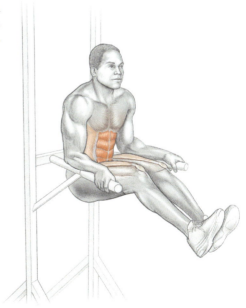

ELEVAÇÃO DE JOELHOS

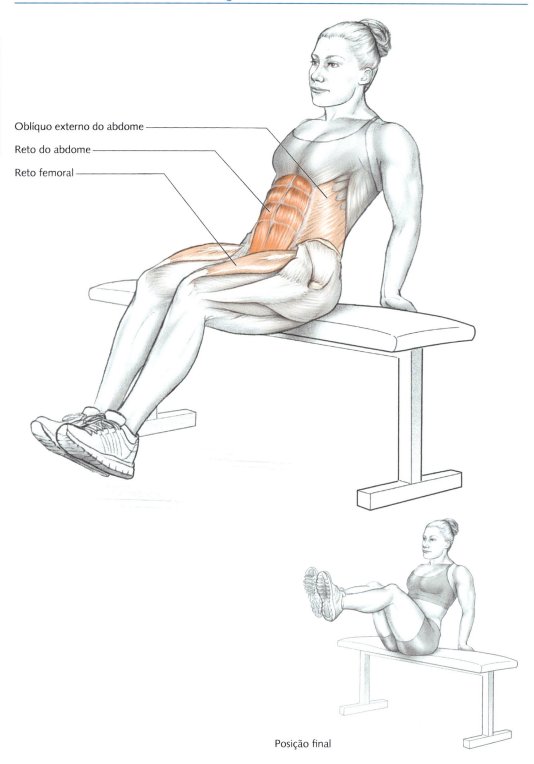

- Oblíquo externo do abdome
- Reto do abdome
- Reto femoral

Posição final

Execução

1. Sente-se na extremidade de um banco horizontal, com as pernas suspensas e os joelhos ligeiramente dobrados, e agarre o banco atrás de você.
2. Levante os joelhos na direção do tórax, mantendo as pernas unidas.
3. Abaixe as pernas, até que os calcanhares praticamente toquem o chão.

Músculos envolvidos

Primário: Reto do abdome
Secundários: Oblíquo externo do abdome, oblíquo interno do abdome, iliopsoas, reto femoral

Enfoque anatômico

Posição das mãos: Segure o banco atrás dos quadris, para apoio.

Posição dos pés: Mantenha os pés unidos e os joelhos ligeiramente dobrados.

Posição do corpo: Incline-se ligeiramente para trás, de modo que o tronco faça um ângulo de 45° a 60° com o banco. Ao assumir a posição, os pés podem descansar no chão, para maior estabilidade.

Amplitude de movimento: Levante os joelhos até que as coxas praticamente toquem o abdome. Ao abaixar as pernas, pare antes que os calcanhares façam contato com o chão para manter a tensão nos músculos.

Trajetória: A inclinação do tronco para trás permite que você aumente a amplitude de movimento.

Resistência: Segure um pequeno haltere entre os tornozelos, para aumentar a resistência.

ABDOMINAL GRUPADO INVERTIDO

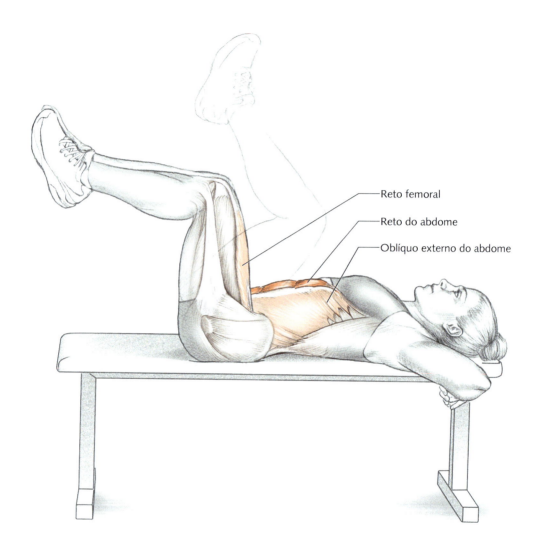

Execução

1. Deite-se em um banco horizontal, posicione os pés de modo a fazer 90° com os joelhos e quadris e agarre o banco atrás da cabeça para apoio.
2. Levante a pelve (afastando-a do banco) até que os pés apontem para o teto.
3. Abaixe as pernas de volta à posição inicial.

Músculos envolvidos

Primário: Reto do abdome
Secundários: Oblíquo externo do abdome, oblíquo interno do abdome, flexores do quadril (iliopsoas, reto femoral)

Enfoque anatômico

Posição das mãos: Posicione as mãos atrás da cabeça e agarre o banco para apoio.
Posição dos pés: Na posição inicial, as coxas devem estar verticais e as pernas paralelas ao banco, de modo que se formará um ângulo de 90° nos joelhos e quadris. Mantenha unidos os pés e pernas.
Posição do corpo: Mantenha a parte superior do tronco em contato com o banco.
Amplitude de movimento: Contraia os abdominais inferiores para levantar a pelve do banco, erguendo as pernas até que os dedos dos pés apontem para o teto.
Dica de segurança: Se houver dificuldade de equilíbrio no banco, você poderá executar o exercício deitado no chão.

VARIAÇÃO

Aparelho para flexores do quadril

Nos aparelhos para flexores do quadril, a resistência ocorre na forma de uma correia passada na parte inferior das coxas.

ABDOMINAL NO SOLO COM PERNAS ESTENDIDAS

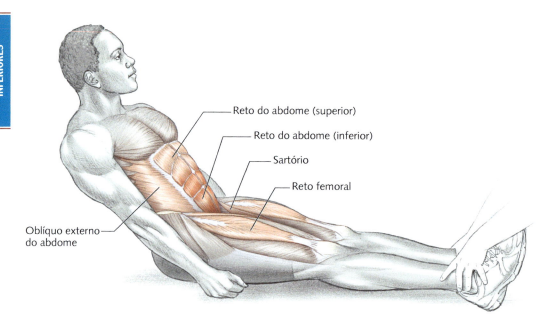

Execução

1. Deite-se diretamente no chão com as pernas estendidas, pés enganchados e braços ao lado do corpo.
2. Mantendo as costas retas, levante o tronco do chão até que as mãos toquem os joelhos. As mãos deslizarão ao longo das coxas.
3. Abaixe o tronco até a posição inicial.

Músculos envolvidos

Primário: Reto do abdome (inferior)
Secundários: Oblíquo externo do abdome, oblíquo interno do abdome, reto do abdome (superior), flexores do quadril (sartório, iliopsoas, reto femoral)

Enfoque anatômico

Amplitude de movimento: Eleve o tronco do chão mantendo a coluna vertebral reta. Os ombros devem se elevar em cerca de 15 a 30 cm, ou até que as mãos toquem os joelhos. Faça o movimento com a cintura e os quadris, ao contrário do que ocorre nos abdominais grupados, em que o movimento ocorre na parte superior da coluna vertebral.

Posição do corpo: Mantenha as pernas estendidas. As partes posteriores dos joelhos e calcanhares devem fazer contato com o chão durante todo o movimento.

Posição do pé: Enganche os pés por baixo de um rolo de espuma ou suporte comparável. Como alternativa, peça a um colega para segurar seus tornozelos.

Posição das mãos: Mantendo os braços estendidos, as mãos devem deslizar ao longo das coxas. O término do movimento no momento em que as mãos tocam os joelhos mantém o foco na musculatura abdominal inferior.

Resistência: O grau de dificuldade pode aumentar com as mãos posicionadas por trás da cabeça, ou segurando um peso sobre o peito.

ABDOMINAL COM TORÇÃO

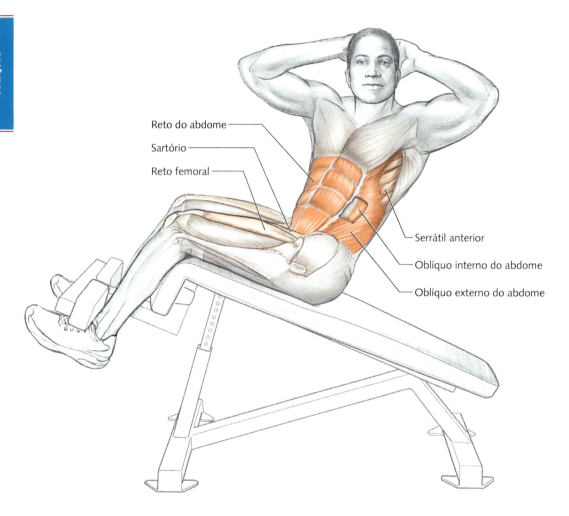

Execução

1. Sente-se no banco inclinado, enganche os pés por baixo do suporte almofadado, incline-se para trás e posicione as mãos atrás da cabeça.
2. Ao fazer o abdominal, torça seu tronco, direcionando o cotovelo direito para o joelho esquerdo.
3. Abaixe de volta para a posição inicial; durante a próxima repetição, direcione o cotovelo esquerdo para o joelho direito.

Músculos envolvidos

Primários: Reto do abdome, oblíquo externo do abdome, oblíquo interno do abdome
Secundários: Serrátil anterior, flexores do quadril (sartório, iliopsoas, reto femoral)

Enfoque anatômico

Posição das mãos: Posicione as mãos atrás da cabeça.
Posição dos pés: Os pés devem ficar presos por baixo de um rolo almofadado ou suporte comparável.
Posição do corpo: Os joelhos devem estar dobrados para reduzir a tensão incidente na região lombar.
Amplitude de movimento: O tronco deve ficar verticalmente ereto na posição alta, com um cotovelo praticamente tocando o joelho oposto. Abaixe o tronco para trás até ficar praticamente paralelo ao chão, cerca de três quartos da trajetória. Se a inclinação for demasiada, a tensão deixará de incidir nos músculos abdominais, com maior tensão aplicada à região lombar.
Trajetória: A inclinação do banco em um ângulo maior dificulta o exercício.
Resistência: Aumente a resistência inclinando o banco em um ângulo maior ou segurando um pequeno disco de peso atrás da cabeça.

VARIAÇÃO

Torção com cabo de vassoura

Sente-se com o tronco ereto na extremidade de um banco plano, segurando um cabo de vassoura atrás do pescoço. Torça a parte superior do corpo de um lado para outro. Ao torcer para a direita, sinta a contração dos músculos oblíquos do lado direito e vice-versa.

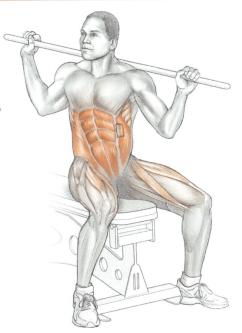

ABDOMINAL GRUPADO OBLÍQUO

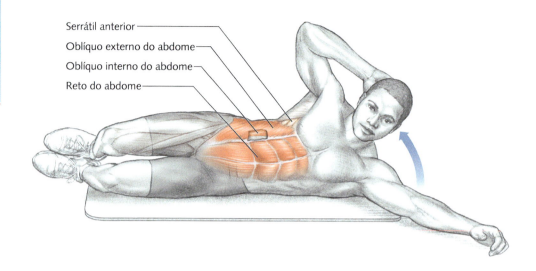

Execução

1. Deite-se sobre o lado esquerdo, joelhos dobrados e unidos, mão direita atrás da cabeça.
2. Levante lentamente o tronco, contraindo os oblíquos do lado direito.
3. Abaixe o tronco até a posição inicial.

Músculos envolvidos

Primários: Oblíquo externo do abdome, oblíquo interno do abdome, reto do abdome
Secundário: Serrátil anterior

Enfoque anatômico

Posição das mãos: Coloque a mão do lado superior e posterior da cabeça e repouse a outra mão sobre o joelho para obter equilíbrio. Não empurre para cima o pescoço com a mão.

Posição dos pés: Posicione os pés de modo a obter uma flexão de quase 90° nos joelhos e quadris. Mantenha as pernas unidas.

Posição do corpo: Deite-se sobre o lado esquerdo para trabalhar os oblíquos direitos; em seguida mude de posição – deite-se sobre o lado direito para trabalhar os oblíquos esquerdos. Execute este exercício sobre um colchonete de exercício colocado no chão.

Amplitude de movimento: O tronco deve afastar-se do chão para cima (i. e., um abdominal de 30 a 45°).

VARIAÇÕES

Abdominal grupado oblíquo inclinado

Use uma cadeira abdominal inclinada. Prenda os pés na plataforma de apoio e incline-se para trás e para o lado no assento, apoiando-se em apenas uma nádega. Posicione a mão do lado superior atrás da cabeça e faça um abdominal com o tronco para cima.

Abdominal grupado oblíquo com aparelho

Execute este exercício sentado obliquamente (apoiando-se em apenas uma nádega) no assento de um aparelho de abdominal, trabalhando um lado de cada vez.

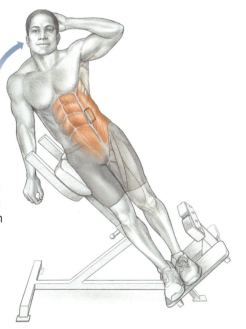

ABDOMINAL GRUPADO OBLÍQUO COM CABO

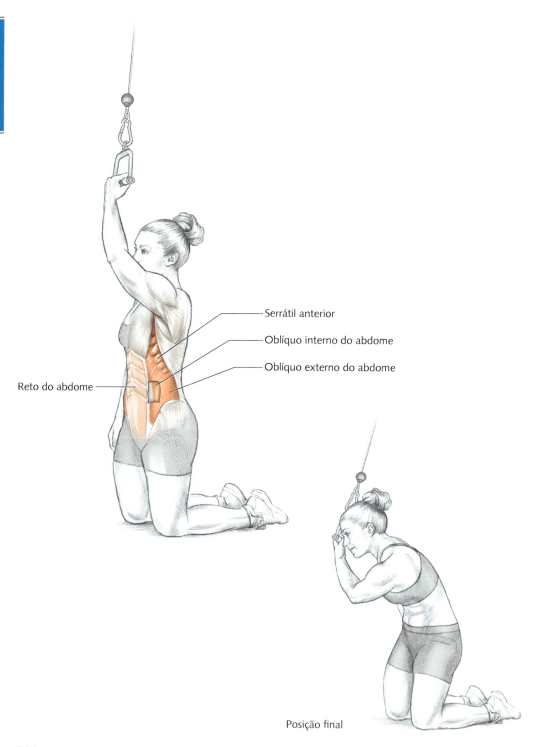

Posição final

Execução

1. Agarre um pegador em D preso à polia alta de um aparelho de cabo.
2. Faça o abdominal para baixo, direcionando o cotovelo para o joelho oposto.
3. Retorne lentamente à posição inicial.

Músculos envolvidos

Primários: Oblíquo externo do abdome, oblíquo interno do abdome, serrátil anterior
Secundário: Reto do abdome

Enfoque anatômico

Posição da mão: A mão deve agarrar o pegador acima ou ao lado da cabeça.
Posição dos pés: Este exercício pode ser executado na posição em pé, ajoelhada ou sentada.
Posição do corpo: Você pode executar este exercício de frente ou de costas para a pilha de pesos, dependendo da preferência pessoal.
Amplitude de movimento: O tronco deve se movimentar da posição vertical até outra posição praticamente paralela ao chão.
Resistência: Altere a resistência ajustando a pilha de pesos.

VARIAÇÕES

Abdominal grupado oblíquo com cabo, posição em pé

Fique em pé, de lado para a pilha de pesos; agarre o pegador em D preso a uma polia alta com a mão mais próxima dos pesos e faça o abdominal para baixo, direcionando o cotovelo para o quadril.

Abdominal grupado oblíquo com corda

Segurando o pega-corda com as duas mãos, faça o abdominal com torção para um dos lados e, em seguida, para o outro lado, para trabalhar os oblíquos. O movimento é similar àquele feito durante o abdominal com torção.

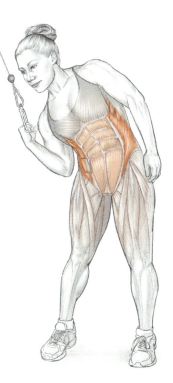

INCLINAÇÃO LATERAL COM HALTERE

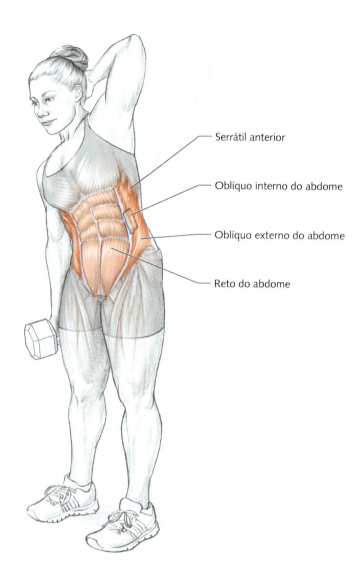

Execução

1. Fique em pé, segurando um haltere na mão direita; coloque a mão esquerda atrás da cabeça.
2. Dobre o tronco para o lado direito, abaixando o haltere na direção do joelho.
3. Retifique o tronco de volta à posição inicial, contraindo os músculos oblíquos esquerdos.

Músculos envolvidos

Primários: Oblíquo externo do abdome, oblíquo interno do abdome, serrátil anterior
Secundários: Reto do abdome, quadrado do lombo

Enfoque anatômico

Posição das mãos: Segure um haltere com uma das mãos e com o braço estendido (ao lado do corpo); coloque a outra mão atrás da cabeça.

Posição dos pés: Fique em pé; afastamento dos pés igual à largura dos quadris.

Posição do corpo: Ao se inclinar para o lado direito, você trabalha os oblíquos esquerdos, e vice-versa.

Amplitude de movimento: O tronco deve dobrar aproximadamente 45° ou até que o haltere fique nivelado com o joelho.

Trajetória: O tronco deve se movimentar diretamente para o lado, sem se inclinar para a frente ou para trás.

Resistência: Evite usar um haltere pesado para este exercício. Músculos oblíquos muito grandes, superdesenvolvidos, farão com que sua cintura grossa.

ABDOMINAL GRUPADO OBLÍQUO COM CABO

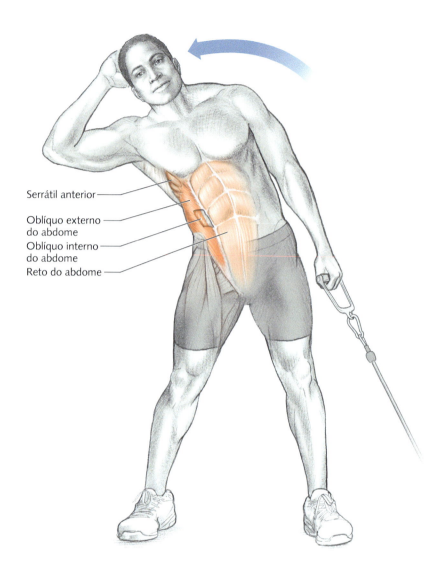

Serrátil anterior
Oblíquo externo do abdome
Oblíquo interno do abdome
Reto do abdome

Execução

1. Fique em pé, na posição ereta; segure com a mão esquerda um puxador em D preso à polia baixa de um aparelho de cabos.
2. Com a mão direita por trás da cabeça, flexione o tronco para o lado direito, contraindo os músculos oblíquos direitos.
3. Retifique o tronco de volta à posição inicial.

Músculos envolvidos

Primários: Oblíquo externo do abdome, oblíquo interno do abdome, serrátil anterior
Secundários: Reto do abdome, quadrado do lombo

Enfoque anatômico

Posição das mãos: Segure com uma das mãos o puxador em D preso à polia baixa com o braço estendido; coloque a outra mão por trás da cabeça.

Posição do pé: Fique em pé com os pés ligeiramente mais abertos do que a largura dos quadris. A posição das pernas e dos braços deve se parecer com uma estrela de quatro pontas.

Posição do corpo: Fique em pé a uma distância suficiente da polia, de modo que o braço que está fazendo a pegada permaneça estendido. Ao manter o peso na mão direita, são trabalhados os músculos oblíquos esquerdos, e vice-versa.

Amplitude de movimento: Você deve flexionar o tronco de um lado para o outro, em um arco de aproximadamente 60°, ou entre 10 e 2 horas, se estiver diante de um espelho. Para o alongamento dos oblíquos, a flexão pode ser executada na direção da pilha de pesos, antes da contração dos músculos na direção oposta.

Trajetória: O tronco deve ser mobilizado diretamente para o lado, sem que ocorra inclinação para a frente ou para trás.

Resistência: Dependendo da sua capacidade de execução, ajuste a resistência na pilha de pesos. Você deve ter cautela com os pesos maiores, pois o superdesenvolvimento dos músculos oblíquos fará com que a cintura fique grossa.

PULLOVER COM HALTERE

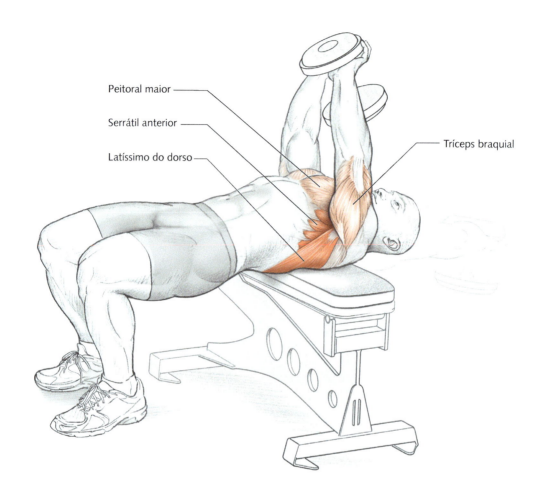

Peitoral maior
Serrátil anterior
Latíssimo do dorso
Tríceps braquial

Execução

1. Deite-se com a parte superior das costas repousando sobre um banco horizontal; segure um haltere diretamente acima de seu tórax.
2. Movimente o haltere para baixo e para trás, até atingir o nível do banco, inspirando profundamente e alongando a caixa torácica.
3. Retorne o peso até a posição vertical, expirando ao fazê-lo.

Músculos envolvidos

Primários: Serrátil anterior, intercostais, latíssimo do dorso
Secundários: Peitoral maior, peitoral menor, tríceps braquial

| Dica de segurança | Este exercício fortalece o serrátil anterior, mas não trabalha diretamente os oblíquos. Mas o exercício foi incluído nesta seção porque o serrátil anterior é trabalhado na maioria dos exercícios para os oblíquos. |

Enfoque anatômico

Pegada: Segure o haltere colocando as palmas das mãos contra o lado interno do disco do peso em uma das extremidades, fazendo uma forma de losango em torno da barra com os polegares e indicadores.

Posição do corpo: O tronco deve permanecer parado e paralelo ao chão, com a parte superior das costas repousando no banco e os pés firmes no chão, para estabilidade.

Amplitude de movimento: O haltere se movimenta descrevendo um arco de cerca de 90°. Procure fazer um alongamento completo na caixa torácica enquanto o peso é abaixado.

Resistência: Não use muito peso, porque a articulação do ombro é vulnerável a lesões durante este exercício.

VARIAÇÃO

Pullover com barra

Realize este exercício, utilizando uma barra de pesos ou um aparelho.

ÍNDICE DE EXERCÍCIOS

OMBROS

Desenvolvimento de ombros (*shoulder press*) com barra 4
    Variação: Desenvolvimento de ombros (*shoulder press*) por trás do pescoço 5
Desenvolvimento de ombros (*shoulder press*) com aparelho 6
Desenvolvimento de ombros (*shoulder press*) com halteres 8
    Variação: Desenvolvimento de ombros com halteres, pegada variável 9
    Variação: Desenvolvimento de ombros alternado com halteres, com um braço 9
Levantamento frontal com halteres 10
    Variação: Levantamento frontal de halteres, pegada variável 11
Levantamento frontal com barra 12
    Variação: Levantamento frontal com apenas um haltere 13
Levantamento frontal com cabo 14
    Variação: Cabo preso a uma barra curta 15
    Variação: Fixação da corda 15
Levantamento lateral com halteres 16
    Variação: Elevação lateral de um braço com haltere 17
Elevação lateral com halteres, posição sentada 18
Levantamento lateral com cabo 20
Levantamento lateral com aparelho 22
    Variação: Levantamento lateral de um dos braços em aparelho 23
Remada em pé com barra 24
Remada com aparelho de cabos, posição em pé 26
    Variação: Remada vertical em aparelho 27
Levantamento de halteres, inclinação para a frente 28
    Variação: Levantamento de halteres com a cabeça apoiada 29
Levantamento de halteres com inclinação para a frente, posição sentada 30
Levantamento com cabo, inclinação para a frente 32
    Variação: Levantamento de cabo com um braço e o corpo inclinado para a frente .. 33
Cruzamento de cabos com inversão 34
    Variação: Cruzamento de cabos com inversão, com apoio 35
Crucifixo em aparelho, parte espinal do deltoide 36
    Variação: Variação com um braço 37
Rotação lateral 38
    Variação: Rotação lateral com halteres 39
    Variação: Rotação lateral com haltere, posição deitada 39
Rotação medial 40
    Variação: Rotação medial com haltere 41
Levantamento lateral, corpo inclinado 42
    Variação: Levantamento lateral com cabo 43
    Variação: Levantamento lateral com haltere 43

TÓRAX

Supino inclinado com barra	48
Variação: Supino inclinado em aparelho	49
Supino inclinado com halteres	50
Variação: Supino com halteres, pegada variável	51
Crucifixo inclinado com halteres	52
Variação: Crucifixo com aparelho	53
Crucifixo com cabos em polias baixas	54
Crucifixo inclinado com cabos	56
Supino com barra	58
Variação: Supino com aparelho, para o tórax	59
Variação: Supino, pegada fechada	59
Supino com halteres	60
Variação: Supino com halteres, pegada variável	61
Crucifixo com halteres	62
Crucifixo com cabos em banco plano	64
Crucifixo com aparelho	66
Variação: Crucifixo com aparelho, uso das almofadas protetoras	67
Variação: Crucifixo com aparelho, com um dos braços	67
Supino declinado com barra	68
Variação: Supino declinado em aparelho	69
Supino declinado com halteres	70
Variação: Supino declinado com halteres, pegada variável	71
Crucifixo declinado com halteres	72
Variação: Crucifixo declinado com halteres, pegada variável	73
Cruzamento de cabos	74
Variação: Cruzamento de cabos, posição sentada	75
Flexão de braços em barras paralelas	76
Variação: Paralelas em aparelho	77

COSTAS

Encolhimento de ombros com barra	82
Variação: Encolhimento dos ombros, barra por trás do corpo	83
Variação: Encolhimento dos ombros com aparelho	83
Encolhimento de ombros com haltere	84
Variação: Encolhimento de ombros com retração	85
Remada vertical com barra	86
Remada em pé com aparelho	88
Variação: Remada em pé com cabos	89
Remada com cabos, posição sentada	90
Puxada na barra com pegada aberta	92
Variação: Variações de puxada na barra	93
Variação: Puxada atrás do pescoço	93
Puxada na barra com pegada fechada	94
Variação: Variação com barra	95

Puxada na barra com pegada aberta 96
    Variação: Puxada na barra com pegada fechada 97
    Variação: Puxada com barra... 97
    Variação: Puxada por trás do pescoço 97
Remada com barra 98
    Variação: Remada com barra em T 99
Remada com haltere... 100
    Variação: Remada com cabo, posição sentada, uso de um braço.................. 101
Remada com aparelho... 102
Extensão lombar.. 104
    Variação: Extensão lombar com o corpo inclinado 105
    Variação: Extensão lombar em aparelho 105
Levantamento-terra 106
    Variação: Levantamento-terra com pernas rígidas 107
    Variação: Levantamento-terra estilo sumô... 107
Levantamento-terra em aparelho 108
    Variação: Tração de peso entre as pernas, com cabo 109
Levantamento "bom-dia" 110
    Variação: Levantamento com aparelho... 111

MEMBROS SUPERIORES

Rosca direta com barra.. 116
    Variação: Rosca com barra EZ 117
Rosca direta com halteres.. 118
    Variação: Rosca direta com halteres, posição em pé 119
    Variação: Rosca inclinada com halteres.. 119
Rosca concentrada 120
    Variação: Rosca com cabo, uso de um braço 121
Rosca com cabo 122
    Variação: Rosca com polia alta 123
    Variação: Rosca direta com cabo, com um dos braços 123
Rosca Scott 124
    Variação: Rosca Scott com barra EZ.. 125
Rosca Scott com haltere 126
Rosca em aparelho... 128
    Variação: Rosca direta em aparelho, uso de almofada horizontal 129
    Variação: Rosca direta em aparelho, uso de um braço 129
Puxada para tríceps 130
    Variação: Puxada para tríceps com corda... 131
    Variação: Puxada para tríceps com pegada invertida 131
    Variação: Puxada para tríceps com um dos braços................................ 131
Flexão de braços em barras paralelas.. 132
    Variação: Flexão de braços em aparelho 133
Extensão do tríceps, posição deitada 134
    Variação: Extensão do tríceps, posição deitada, uso de halteres.............. 135
    Variação: Extensão do tríceps, posição deitada, pegada invertida 135

Desenvolvimento para tríceps com barra, posição sentada.....................................136
    Variação: Flexão de tríceps com barra EZ...137
Desenvolvimento para tríceps com haltere, posição sentada...................................138
    Variação: Desenvolvimento para tríceps com um dos braços, posição sentada....139
Supino, pegada fechada..140
    Variação: Supino, pegada invertida..141
Extensão de tríceps com haltere...142
    Variação: Extensão de tríceps com cabo...143
Rosca de punho..144
    Variação: Rosca de punho com haltere..145
    Variação: Rosca de punho em banco de Scott...145
Rosca de punho com barra por trás dos quadris, posição em pé............................146
Rosca de punho invertida..148
    Variação: Rosca de punho invertida com haltere...149
    Variação: Rosca de punho invertida em banco de Scott.......................................149
Rosca invertida com barra...150
    Variação: Rosca invertida com halteres...151
    Variação: Rolamento de punho..151
Rosca martelo...152

MEMBROS INFERIORES

Extensão das pernas...158
    Variação: Extensão com uma perna...159
Agachamento com barra..160
    Variação: Agachamento frontal...161
Agachamento em aparelho..162
    Variação: Agachamento frontal em aparelho..163
Leg press...164
    Variação: *Leg press* com uma perna...165
Agachamento hack..166
    Variação: Agachamento com halteres...167
    Variação: Agachamento *hack* invertido..167
Afundo..168
    Variação: Afundo com barra..169
    Variação: Afundo andando..169
    Variação: Afundo em aparelho Smith..169
Flexão de pernas, posição deitada..170
    Variação: Flexão de pernas, posição sentada...171
Flexão de pernas, posição em pé...172
    Variação: Flexão de pernas, posição ajoelhada..173
Levantamento-terra com pernas estendidas..174
    Variação: Levantamento-terra com pernas estendidas, no aparelho....................175
Levantamento-terra com halteres, pernas estendidas...176
Panturrilha, posição em pé..178
    Variação: Panturrilha com aparelho Smith..179
Panturrilha unilateral com haltere...180

Elevação de panturrilha 182
    Variação: Elevação de panturrilha com aparelho 183
Panturrilha em aparelho 184
    Variação: Panturrilha em aparelho trenó 185
Panturrilha, posição sentada 186
    Variação: Panturrilha com barra, posição sentada 187

ABDOMINAIS

Abdominal 192
    Variação: Abdominal no chão 193
Abdominal grupado 194
Abdominal grupado com corda 196
    Variação: Abdominal grupado com corda em aparelho 197
Abdominal grupado no aparelho 198
    Variação: Abdominal grupado no aparelho com suporte peitoral 199
Abdominal, posição sentada 200
    Variação: Abdominal com torção, posição sentada 201
Elevação de pernas, corpo inclinado 202
    Variação: Elevação de pernas com peso, corpo inclinado 203
Elevação de pernas em barra fixa, corpo pendente 204
    Variação: Elevação das pernas na vertical 205
Elevação de joelhos 206
Abdominal grupado invertido 208
    Variação: Aparelho para flexores do quadril 209
Abdominal no solo com pernas estendidas 210
Abdominal com torção 212
    Variação: Torção com cabo de vassoura 213
Abdominal grupado oblíquo 214
    Variação: Abdominal grupado oblíquo inclinado 215
    Variação: Abdominal grupado oblíquo com aparelho 215
Abdominal grupado oblíquo com cabo 216
    Variação: Abdominal grupado oblíquo com cabo, posição em pé 217
    Variação: Abdominal grupado oblíquo com corda 217
Inclinação lateral com haltere 218
Abdominal grupado oblíquo com cabo 220
Pullover com haltere 222
    Variação: *Pullover* com barra 223